항암 치료 전문가가 전수하는
최강의
야채수프
활용편

항암 치료 전문가가 전수하는

최강의 야채수프
활용편

마에다 히로시·후루사와 야스코 지음 | 정지영 옮김

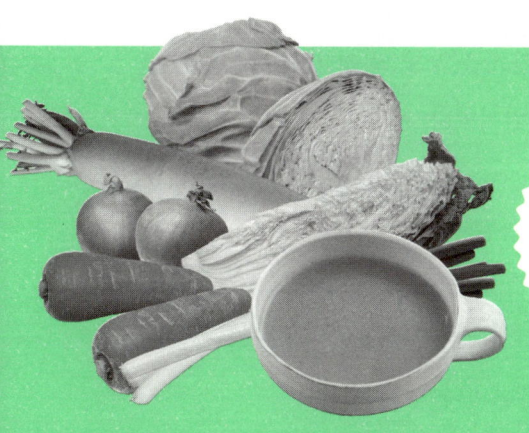

누적 판매
36만 부
돌파

일본 아마존
건강 분야 최장기
베스트 셀러

암은 물론 당뇨병, 아토피, 치매까지 개선한다!

"이 책은 평범한 책이 아니라 50년 이상의 연구 실적을 근거로 쓰인
보석 같은 내용이 담겨 있는 책이다. 전문을 반복해서 읽고 습득하기를 바란다."

_ 아이치현 암센터 명예총장 아오키 구니오

문예춘추사

머리말

암도, 감염증도 활성산소가 관여한다

나는 오랫동안 항암제를 연구하고 개발해왔다. 본래는 미생물학 교수였으므로 바이러스나 세균 감염 메커니즘을 조사하는 일도 내 연구 테마였다. 이런 연구를 진행하는 동안 암 발생과 바이러스 감염에 모두 활성산소가 관여한다는 것을 알게 되었다.

활성산소는 세포나 유전자를 손상시켜서 조직을 파괴하고, 그 기능을 잃게 할 정도로 공격성이 강한 맹독 물질이다. 활성산소가 체내에서 과도하게 발생하면 유전자에 장애를 주고 세포가 갑자기 변이를 일으켜 암을 초래한다.

내가 감염증과 활성산소의 관계를 알게 된 것은 인플루엔자 바이러스에 감염된 쥐를 연구하면서였다. 세균학에서는 독일의 세균학자 로베르트 코흐(Robert Koch)의 연구에 따라 "병원균(바이러스)이 원인인 병소 일부분에는 병원균이 존재한다."가 정설이었다. 그런데 인플루엔자에 감염된 쥐가 죽었을 때 체내에는 바이러스가 전혀 없었다. 조사해보니 쥐의 진짜 사망 원인은 바이러스가 아니라 활성산소였다는 것이 판명되었다.

체내에 바이러스가 침입해오면 면역(병으로부터 몸을 지키는 구조)을 담당하는 백혈구가 활성산소를 만들어 바이러스를 살상한다.

이때 쥐의 체내에서 대량으로 만들어진 활성산소가 동시에 폐 조직까지 공격하는 바람에 쥐는 폐렴을 일으켜 죽고 만 것이다.

활성산소로부터 몸을 지키는 데는 채소수프가 으뜸

그러면 흉악한 활성산소를 중화하고 제거하는 것은 무엇일까? 이런 생각이 들자 문득 식물이 떠올랐다. 식물을 관찰하고 있으면 스스로 자기 몸을 지키는 그 강한 힘에 놀랄 때가 있다. 가령 식물은 발아하는 시기를 꼼꼼히 따진다. 새나 벌레에 먹히지 않도록, 서리를 맞지 않도록 가장 안전한 타이밍을 노리고 발아하는 것이다.

자외선에 대한 대책도 빠질 수 없다. 식물은 날씨가 좋은 날은 아침부터 밤까지, 다음 날도 그다음 날도 활성산소의 발생원이 되는 자외선을 맞는다. 사람이라면 피부암에 걸릴 테지만, 식물은 그렇지 않다.

"어째서 식물은 암에 걸리지 않을까?"

이런 소박한 의문을 품고 채소를 조사한 결과, 채소가 활성산소를 제거하는 물질(항산화 물질)을 잔뜩 만들고 있다는 것을 알게 되었다. 식물은 자신의 항산화 물질로 활성산소를 억제해서 자외선을 계속 받아도 암에 걸리지 않는 것이다.

항산화 물질의 대표 격은 식물의 색이나 향기, 쓴맛 등의 기본이 되는 피토케미컬(phytochemical)이라는 기능성 성분이다. 피토케미컬은 그 대다수가 플라보노이드(flavonoid)라고도 불리지만, 토마토의 리코펜(lycopene), 시금치의 루테인(lutein), 당근의 카로틴(carotene) 등 우리에게 친숙한 채소에 듬뿍 함유되어 있다. 피토케미컬은 비타민이나 미네랄 등 몇 종류의 성분과 협력해서 활성산소의 공격을 억제한다.

채소에 함유된 항산화 물질을 효과적으로 이용하려면 조리법이 매우 중요하다. 식물 세포에서 가장 바깥쪽 막은 단단한 세포벽으로 구성되어 있어, 이로 조금 깨물어도 부서지지 않는다. 그러나 가열해서 팔팔 끓이면 단단한 세포벽이 간단히 파열되어 많은 유효 성분이 끓인 국물(수프) 속에 방출된다. 이 끓인 국물에 녹은 성분은 장관에서 효율적으로 흡수된다.

나는 다양한 실험을 통해 활성산소를 제거하려면 채소수프가 가장 좋다는 확신에 도달했다.

임상시험으로 확인한 채소수프의 암 예방 효과

나는 미국인 친구와 함께 1999년, 마운트 시나이(Mount Sinai) 병원에서 암 환자를 대상으로 채소수프를 투여하는 임상 개입 시험을 했다. 대상은 비소세포폐암 3기b와 4기 환자였다. 시험 결과 채소수프만으로 치료한 실험군, 채소수프와 방사선을 병용한 실험군에서는 폐나 뇌로의 전이 병소가 소실한 예도 나타났다. 증례 수는 한정되어 있지만, 채소수프를 섭취한 그룹은 일반적인 화학요법 실험군에 비해 QOL(생활의 질)이 훨씬 좋아졌고, 분명한 수명 연장이 인정되었다.•

채소수프에 풍부한 다당류(수용성 식이섬유)도 면역력을 높이는 작용을 한다. 고온 및 고압을 가해서 추출한 얼룩조릿대 잎 수프(추출액. 이하 얼룩조릿대)를 준 쥐의 연구에서는 다당류가 암세포를 공격하는 NK세포나 마크로파지(macrophage) 등을 활성화하고, 쥐의 암 발생과 증식을 억제하는 것을 확인할 수 있었다. 얼룩조릿대를 암이 커진 다음 투여하기보다 쥐에게 암을 이식하기 전에 예방적으로 주는 쪽이 효과가 더 강하다는 것도 밝혀졌다.

즉 채소수프를 예방적으로 먹고 있으면 암에 잘 걸리지 않고, 걸린다고 해도 암의 성장을 억제할 수 있어 수명이 길어질 가능성이 있다는 것이다.

나는 이런 연구를 통해 암은 예방이 매우 중요하며, 채소수프로 암을 확실히 예방할 수 있다고 일반 사람들에게 전하고 있다.

또한, 활성산소는 노화, 동맥경화, 당뇨병, 알츠하이머 등 다양한 병의 원인이기도 하다. 따라서 활성산소를 제거하는 채소수프는

• 사람을 대상으로 한 채소수프의 임상시험에 관한 논문
Alexander S. Sun 외. Phase I/II study of stage III and IV non-small cell lung cancer patients taking a specific dietary supplement. Nutrition and Cancer 34(1), 62-69(1999)
Alexander S. Sun 외. Pilot study of a specific dietary supplement in tumor-bearing mice and in stage IIIB and IV non-small cell lung cancer patients. Nutrition and Cancer 39, 85-95(2001)

만병의 예방식이라고 할 수 있다.

몸을 건강하게 하는 메디컬 수프

하나 더, 채소수프에는 병에 걸린 사람이나 몸이 약한 사람을 건강하게 하는 메디컬 수프로서의 효능도 있다. 수술이나 치료의 영향으로 식욕이 없거나 고령이 되어 먹거나 마실 힘이 쇠약해져서 마음대로 식사를 하지 못하게 되면 체력이 떨어지고 기분도 우울해진다. 그런 약한 몸과 마음에 다가가는 것이 채소수프다. 수프를 믹서에 갈아서 걸쭉하게 하면 식감이 좋아지고 위에도 자극적이지 않아서 부담 없이 영양을 보충할 수 있다.

몸에 좋다는 것을 알고 있어도 요리는 만드는 법이 간단하지 않으면 오래 지속할 수가 없다. 이 채소수프는 집에 있는 채소를 냄비에 넣고 물을 부어 끓이기만 하면 되므로 누구라도 간단히 만들 수 있다. 영양가와 피토케미컬이 많고 맛도 좋은 것은 제철 채소다. 특히 노지 채소에 함유량이 풍부하다. 채소만으로는 부족한 사람, 체력을 기르고 싶은 사람은 맛국물을 이용하거나 생선이나 고기를 첨가하면 될 것이다.

이 책은 맛있는 채소수프를 간단히 만들 수 있는 활용 레시피책이다. 아이부터 고령자까지 병 예방에서 체력 회복, 간호까지 한 사람이라도 많은 분이 채소수프를 활용한다면 정말 기쁠 것이다.

추천사

이 책은 탁월한 연구자가 보내는 특별한 선물

나고야 대학 명예교수, 아이치현 암센터 명예총장 **아오키 구니오**(青木國雄)

과학적인 근거에 기초한 채소수프

마에다 히로시 선생의 새 책《최강의 야채수프 2 실천편》은 영양 지도서라기보다 예방의학의 교육 해설서라고 할 만한 내용이다. 전작《최강의 야채수프》에 대해 독자들이 보내주신 엄청난 체험담, 감상문, 다양한 질의 및 비판을 하나하나 정성 들여 읽고, 그것에 부응하고자 더욱 상세하고 알기 쉬운 서술과 뛰어난 효과를 지닌 채소수프 레시피를 다수 추가해 새로운 건강 역작을 발간한 것이다. 정말이지 성실하고 책임감 강한 선생답다.

본문에서는 암과 같은 난치병에 어째서 가열한 채소수프가 필요한지 과학적 근거를 잇달아 언급하고, 여러 실험과 임상시험의 실증을 더해 초보자도 알기 쉽게 설명하고 있다.

아오키 구니오
1928년, 아이치현 출생. 1952년 나고야 대학 의학부 졸업. 1976년 나고야 대학 의학부 교수(예방의학). 1987년 나고야 대학 의학부장, 1990년 아이치현 암센터 총장. 전공은 역학·예방의학. 결핵, 암, 난치병 역학, 예방의학 연구에 종사. 일본 역학회 창립에 공헌. 국제암통제연합(UICC)의 암 예방 프로그램 위원장 8년, 상임이사 8년, 국제역학학회 이사·이사장 6년 역임. 그 이 국제기간 임원으로 역학·예방의학 진흥에 종사했다.

채소수프에 풍부한 항산화 물질은 세포를 손상시키는 활성산소를 제거하고, 또한 채소수프에는 대사와 관련된 많은 비타민, 미네랄류가 함유되어 있으며, 풍부한 다당류(식이섬유)는 장내세균의 유익균을 증가시킨다는 등 이 책은 채소수프의 많은 기능을 설명하고 있다. 이로써 채소수프는 암 이외의 여러 병에도 효과적이라는 것을 추측할 수 있다.

이제 새롭게 메디컬 수프라는 이름으로 채소수프의 약용을 설명하고, 약자(환자, 회복자, 노인, 소아 등)의 컨디션 회복, 건강 유지와 증진에 도움이 되고자 한다. 따라서 이 책은 각 가정의 새로운 조력자가 될 것이다.

독자의 목적에 따라 채소수프 레시피를 궁리해야 하므로, 우선 채소수프의 성분을 생각한 조합과 맛국물, 생선·고기나 우유 등을 첨가한 영양 수프에 관해서 설명하고, 조리법과 완성된 수프의 사진을 다수 첨부했다. 이 책의 중심으로서 이 부분(제2장)에 상당한 분량을 할애해서 독자의 기대에 부응하고자 한 것이다. 이런 레시피도 과학적인 근거와 오랜 기간의 경험을 토대로 연구한 것이다.

세계적인 연구자가 제창하는 실용적인 예방법

채소수프의 효과 중에서도 항암제 부작용을 줄이고, 재발을 예방하는 데 도움을 준다는 것은 환자와 가족에게 희망을 가져다준다. 또한, 혈관 확장 작용이나 식이섬유가 장내 세균에 작용해서 정장 작용에 도움이 된다는 것은 폭넓은 층에 이익을 줄 것이며, 노화, 알츠하이머, 생활습관병을 초래하는 만성 염증을 억제하는 강한 작용은 고령화 사회에 보내는 커다란 선물이 될 것이다.

저자는 식사 외에도 운동이나 마음가짐의 중요성을 강조하고 있는데, 난치성 만성질환에는 많은 대책이 필요하며 이용할 수 있는 모든 대책을 동원하지 않으면 극복이 어렵기 때문이다. 언급되지는 않았지만, 지금까지 유효하다고 여겨진 여러 대책 또한 동시에 활용해야 한다.

마에다 선생은 기초 생물학자이자 항암제 개발과 발암 메커니즘 연구자로서, 그 업적은 전 세계에서 높은 평가를 받고 있다. 그만큼 난치병의 치료와 대책에는 한계가 있다는 것을 누구보다 잘 알고 있다. 그래서 예방보다 나은 것은 없다며 실용적인 예방법 연구에 도전했을 것이다. 탁월한 연구자만이 할 수 있는 행동이다.

이 책은 평범한 책이 아니라 50년 이상의 연구 실적을 근거로 쓰인 보석 같은 내용이 담겨 있는 책이다. 전문을 반복해서 읽고 습득하기를 바란다.

차례

머리말 4
추천사 9

|제1장|
가장 간단하고, 가장 맛있는 채소수프 만들기

채소수프는 초간단! 19
사용하는 채소 20
물의 양과 채소 자투리 21
기본 조리법 22
포타주 수프 만드는 법 23
기본적인 섭취법 24
간 맞추기 25
만들어두고 보관하기 : 냉장 26
만들어두고 보관하기 : 냉동 27
채소 자투리로 만드는 채소 맛국물 28

|제2장|
채소수프 활용으로 누리는 '먹는 행복'

● 채소수프 즐기기 ●

짙은 녹색 잎사귀 수프	30
버섯이 듬뿍 들어간 수프	32
뿌리채소와 짙은 녹색 잎사귀 수프	34
배추과 채소로 만든 채소수프	36
아보카도가 들어간 채소수프	38
콩과 양상추 수프	40
여름 채소가 듬뿍 들어간 수프	42
비트와 토마토 수프	44

● 맛국물을 이용해 맛있게 만들기 ●

다시마와 표고버섯	46
가다랑어포	47
치킨수프	48
조개	49
국물용 멸치	49

● 과일을 이용해 맛있게 만들기 ●

과일을 넣으면 은은한 단맛과 산미가 첨가된다	50

● 볶아서 맛있게 만들기 ●

기름으로 볶은 뒤 끓이면 감칠맛이 나오고 영양 흡수도 높아진다	51

● 체력 회복에는 고기, 생선, 우유도 함께 ●

생선을 넣은 채소수프	52
고기를 넣은 채소수프	54
우유를 넣은 채소수프	56

● 맛있는 환자식 만들기 ●

당근 수프	58
단호박 수프	59

● 만들어둔 채소수프 활용하기 ●

포타주로 만드는 치킨카레	60
갈지 않은 수프로 만드는 죽	61

마에다 집안의 채소수프 생활   62

|제3장|
항암제 연구자인 내가 채소수프를 권하는 이유

암 연구를 통해 밝혀낸 최선의 예방법은 채소수프로 활성산소의 독성을 제거하는 일 · 66

활성산소를 억제하는 채소수프는 샐러드보다 10배에서 100배까지도 강력하다 · 70

암 서바이버에게 추천하는 채소수프는 치료의 부작용을 줄이고 재발 방지를 돕는다 · 76

흉악한 활성산소를 없애 세포의 암 변화를 방지하는 것을 실험으로 확인하다 · 80

- 칼럼 1 · 항암제 개발의 어려움과 나의 연구 · 83
- 칼럼 2 · 강압제나 항암제 효과에 뒤떨어지지 않는 운동의 효과 · 88
- 칼럼 3 · 마음가짐과 암 예방 및 치료 · 91

|제4장|
어린아이부터 고령자까지 약한 몸에 기운을 주는 메디컬 수프

채소수프는 잘 먹지 못하는 환자나 고령자에게 기운을 북돋아주는 메디컬 수프다 · 96

- 칼럼 4 · 식품 성분의 표시와 생체 흡수성에 대하여 · 103
- 칼럼 5 · 영양 보충을 위한 메디컬 수프에는 시판 제품도 활용해보자 · 104

|제5장|
몸 상태가 좋아지고 병이 개선된 독자들의 채소수프 체험담

모든 사람에게 탁월한 효능은 아니지만 채소수프는 확실히 효과적이다 106
유방암 재발 예방에 채소수프 활용! 자연치유력 높이는 에너지를 느꼈다 108
입이 짧은 치매 어머니가 맛있게 식사! 다리와 허리에 힘이 붙어 웃음이 늘었다 114
건조해서 거친 피부가 촉촉하고 매끈매끈! 아토피 때문에 거칠어진 피부도 개선되었다 119
채소와 대화하는 듯한 채소수프를 통해 피부에 투명함이 생기고 다크서클도 옅어졌다 123
하루 세 번 화장실! 400이었던 중성지방 수치가 정상이 되고 당뇨병 수치도 안정되었다 126

|제6장|
채소수프에는 혈관을 넓히는 유익균 향상 성분이 가득하다

채소에는 혈관을 넓히는 약과 같은 작용이 있어 고혈압 예방에 효과적이다 130
장내 환경을 조절하는 식이섬유도 채소수프로 만들면 편하게 많이 먹을 수 있다 133

| 제7장 |
채소수프는 노화나 생활습관병의 원인인 만성염증을 억제한다

혈관이나 장기를 서서히 손상시켜 동맥경화, 당뇨병, 암을 초래하는 만성염증이란? **138**
채소수프는 만성염증에 효과적인 성분이 풍부해서 위염, 치주염, 당뇨병의 악화를 막는다 **143**
채소수프에 대해 자주 하는 질문 Q&A **146**

맺음말 **154**

제1장
가장 간단하고, 가장 맛있는 채소수프 만들기

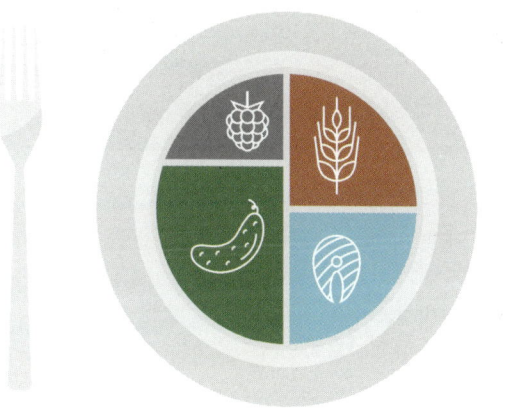

[완성] 채소와 물만으로 끓인 매우 간단한 채소수프다. 조리법에는 채소의 형태가 남는 뭉글뭉글 수프, 믹서 등으로 걸쭉하게 만든 포타주 수프, 두 가지가 있다.
나는 집에서 식감이 좋고, 부드럽게 술술 넘어가는 포타주로 만들어 먹고 있다.

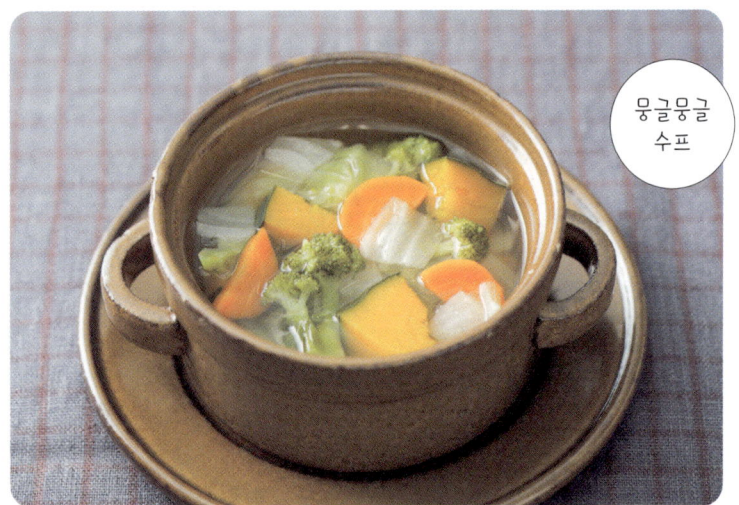

뭉글뭉글 수프

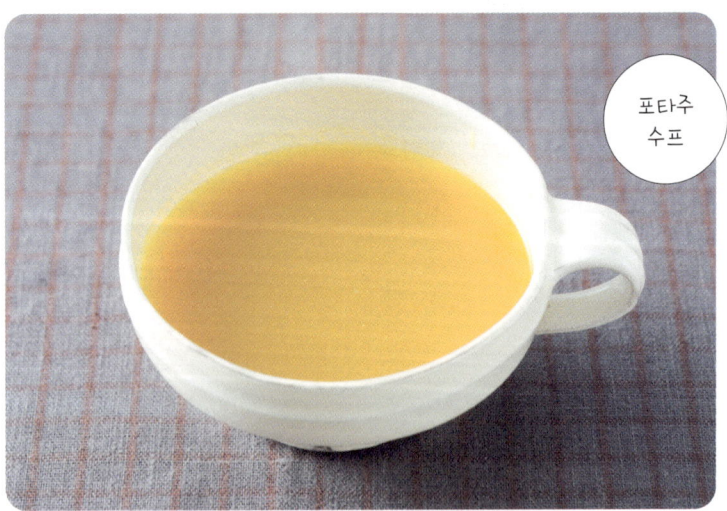

포타주 수프

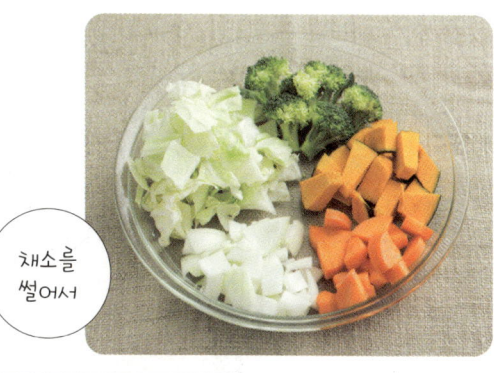

채소를 썰어서

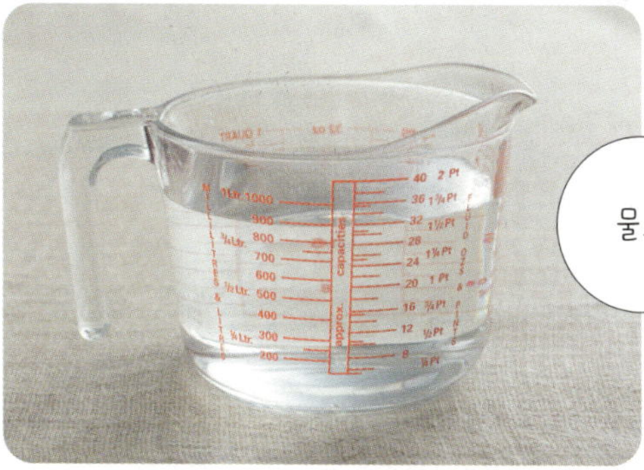

물로

끓이면 끝!

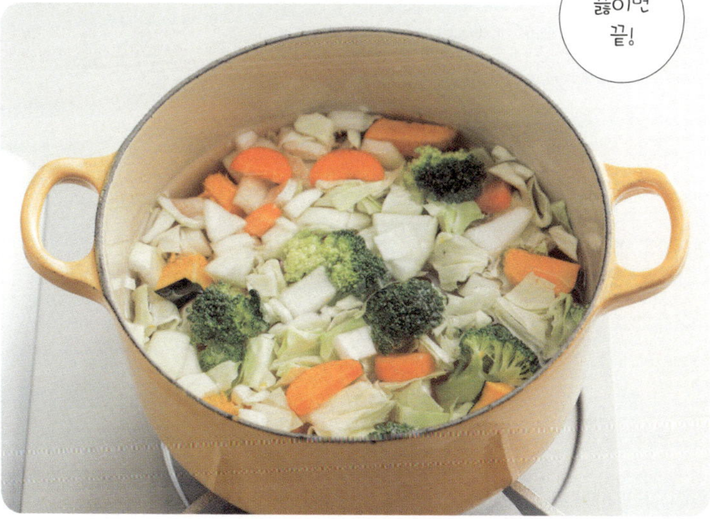

사용하는 채소

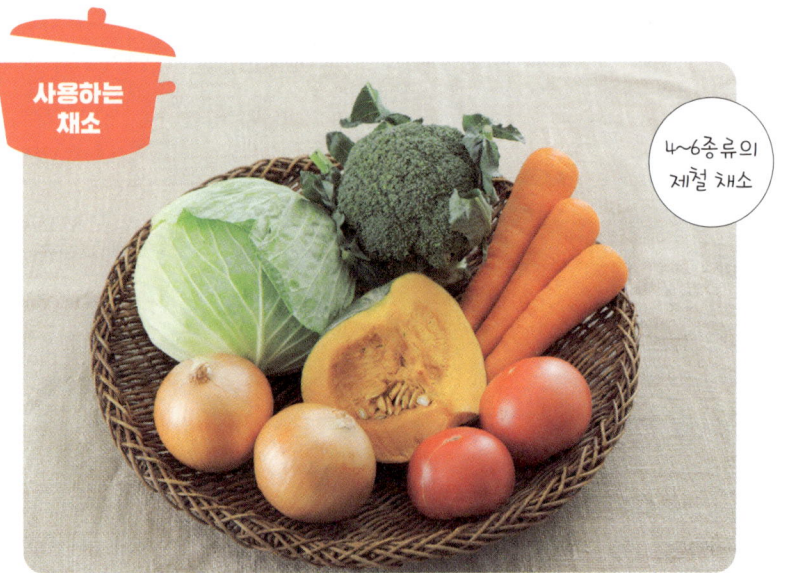

4~6종류의 제철 채소

채소는 4~6종류 사용하자. 다양한 종류의 채소를 사용하면 여러 항산화 물질을 균형 있게 섭취할 수 있어 효과가 늘어난다. 영양과 항산화 물질이 가장 풍부하게 함유된 것은 제철 채소다.

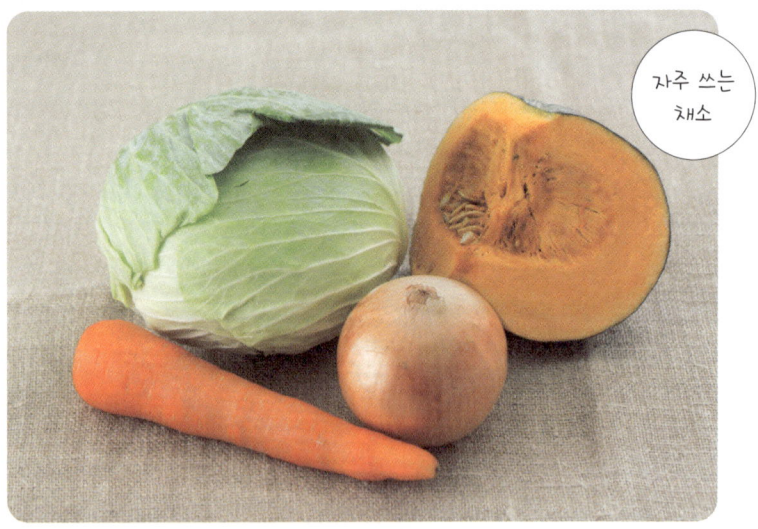

자주 쓰는 채소

자주 사용하는 대표적인 채소로는 양배추, 양파, 당근, 단호박, 감자, 시금치, 배추 등이 있다. 이런 채소는 항상 준비해두면 좋다.

물의 양과 채소 자투리

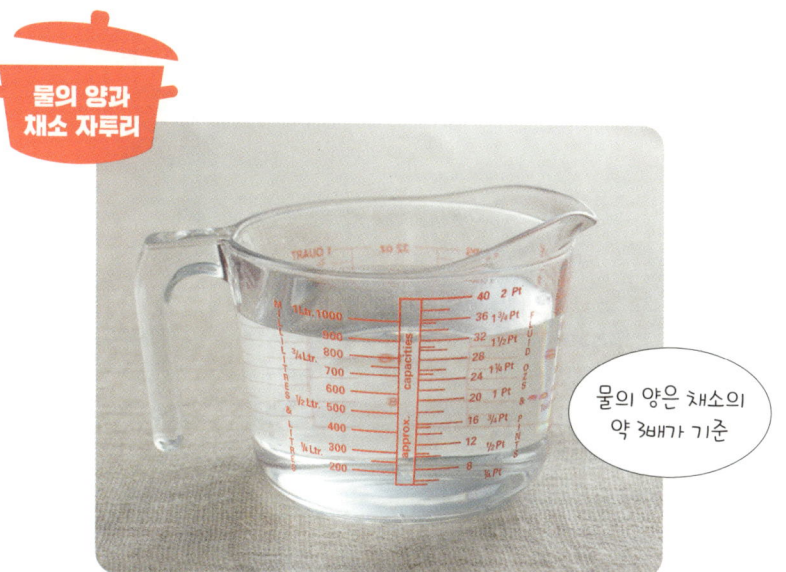

물의 양은 채소의 약 3배가 기준

채소와 물의 양은 1 대 3을 기준으로 한다. 예를 들어 채소가 300g이라면 물은 900ml로 한다. 기호에 맞게 조절해도 된다.

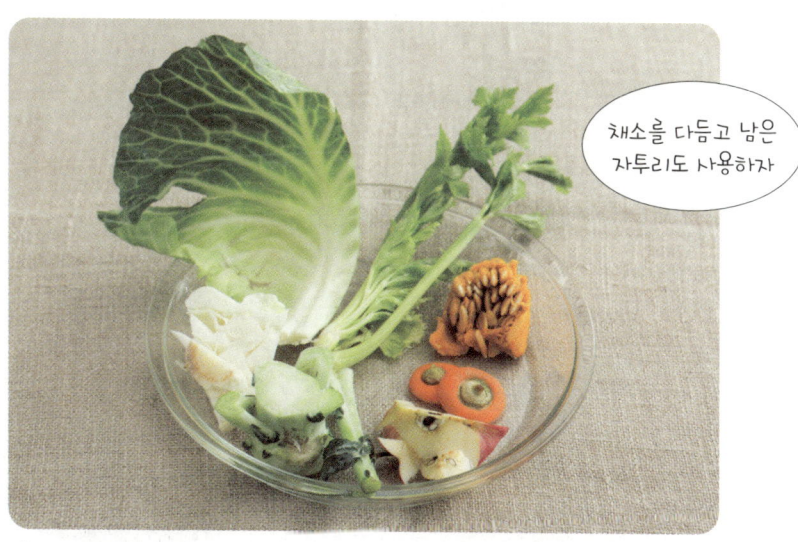

채소를 다듬고 남은 자투리도 사용하자

채소의 껍질이나 줄기, 뿌리에는 항산화 물질이 풍부하게 함유되어 있다. 버리지 말고 이용하자. ⇨ 자투리만을 모아 채소 맛국물을 만드는 법은 28쪽으로.

기본 조리법

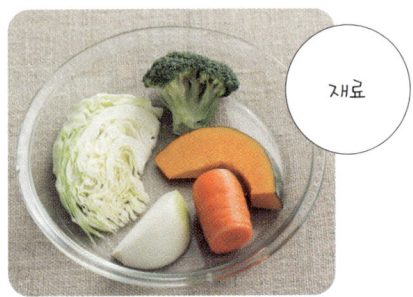

완성된 분량 약 800~900ml

재료

양파, 당근, 양배추, 단호박, 브로콜리…
합해서 약 300g
채소는 잘 씻어둔다.
물 … 900ml

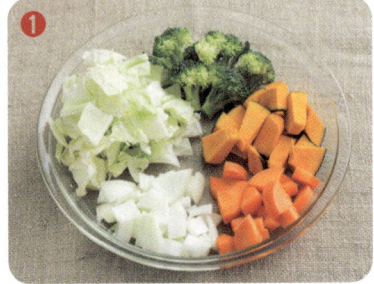

❶ 양파는 껍질을 벗겨 한입 크기로 자른다. 당근은 껍질째 한입 크기로 썬다. 양배추는 한입 크기로 자른다. 단호박은 씨앗만을 제거하고 껍질째 한입 크기로 썬다. 브로콜리는 작게 나눈다. 심지 부분은 껍질을 두껍게 벗겨 한입 크기로 썬다.

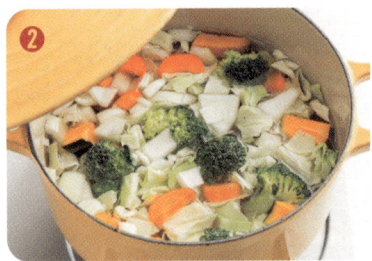

❷ 냄비에 ①의 채소와 물을 넣고 뚜껑을 덮은 뒤 불에 올린다. ※ 채소가 단단한 경우에는 기름을 조금 두르고 볶은 다음 끓이면 된다.

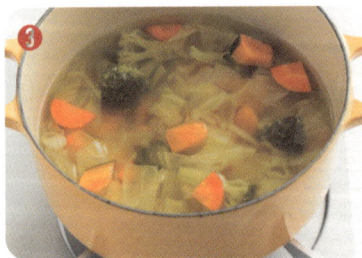

❸ 팔팔 끓기 직전에 불을 줄이고 약 30분 동안 채소가 부드러워질 때까지 끓인다.

완성

몽글몽글 수프

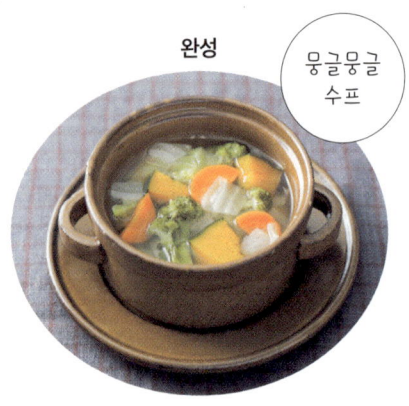

제1장 가장 간단하고, 가장 맛있는 채소수프 만들기

포타주 수프 만드는 법

믹서

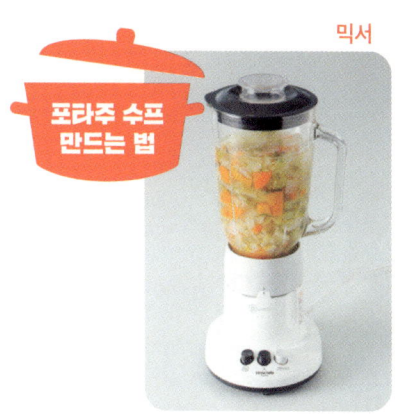

포타주로 만들 때는 ③의 수프가 식은 다음 믹서나 핸드블렌더로 잘 휘저어 갈아준다.

핸드블렌더

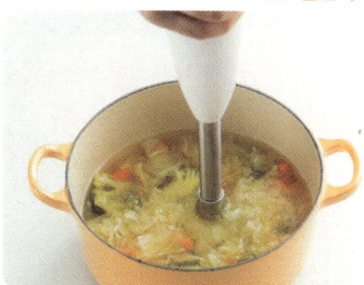

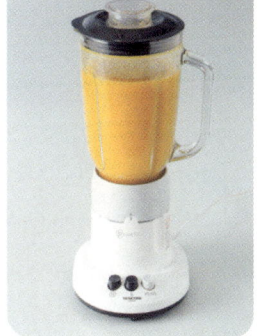

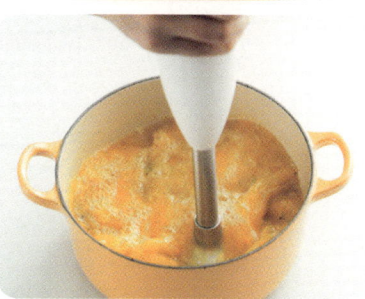

완성 포타주 수프

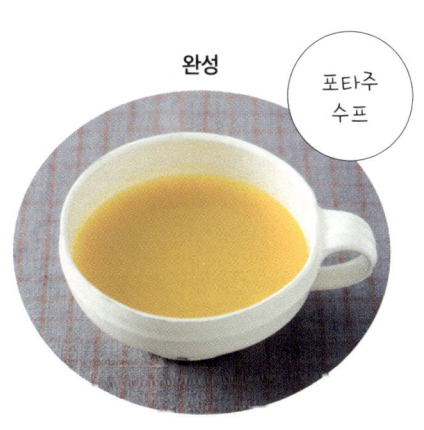

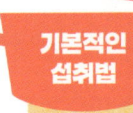

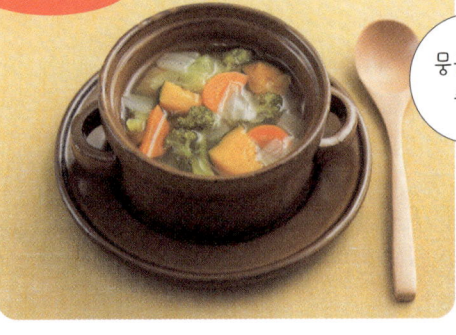

뭉글뭉글
수프

뭉글뭉글 수프는 수프 국물을 먼저 마시면 맛있게 먹을 수 있다.

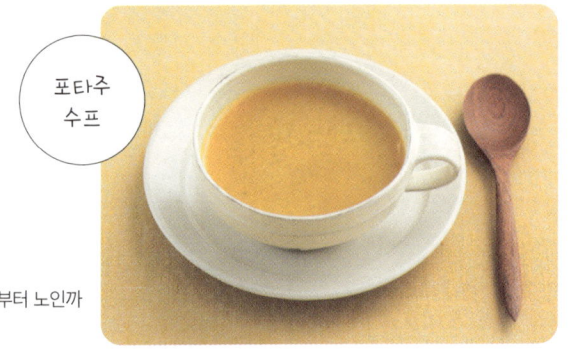

포타주
수프

부드럽게 잘 넘어가므로 어린아이부터 노인까지 먹기 편하다.

■ 먹는 횟수와 양
채소수프는 하루에 1~2번 섭취한다. 한 번에 먹는 양의 기준은 250~300ml이다.

■ 섭취법
채소 형태가 남는 수프로 먹을지, 부드럽게 넘어가는 포타주 수프로 먹을지 기호나 컨디션에 맞게 선택하자. 나는 집에서 포타주 수프로 만들어 아침 식사 때 먹는다.

■ 체력을 기르고 싶은 경우
채소와 함께 생선, 고기, 우유 등 단백질을 추가해서 수프로 만들어도 된다.

■ 환자식으로
포타주 수프는 환자식으로 활용해도 손색이 없다.

■ 간 맞추기
기본적으로 간은 하지 않는다. 그대로 먹더라도 채소에서 우러나오는 맛으로 맛있게 먹을 수 있다.

■ 맛이 부족한 경우, 맛에 변화를 주고 싶은 경우
조미료나 향신료를 소량 첨가해서 은은하게 맛을 낸다.
혹은 표고버섯, 다시마, 가다랑어포, 닭고기, 국물용 멸치 등을 이용해 국물을 우려내거나 과일을 추가해도 된다.

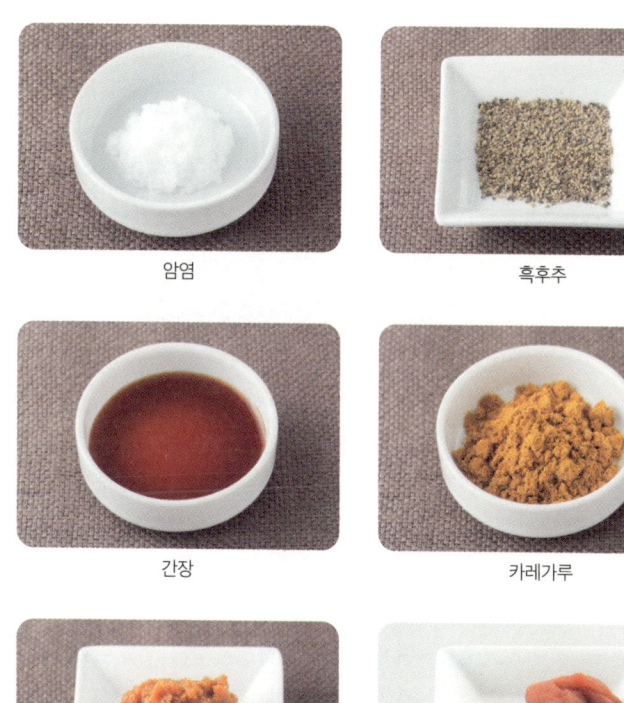

암염

흑후추

간장

카레가루

된장

매실장아찌

만들어두고 보관하기 냉장

먹고 남으면 냉장고에서 2~3일 정도 보관할 수 있다. 그대로 두지 말고 반드시 냉장고에 보관하자. 여름철에는 특히 주의해야 한다. 기간이 그 이상이 되면 냉동실에 보관하자.

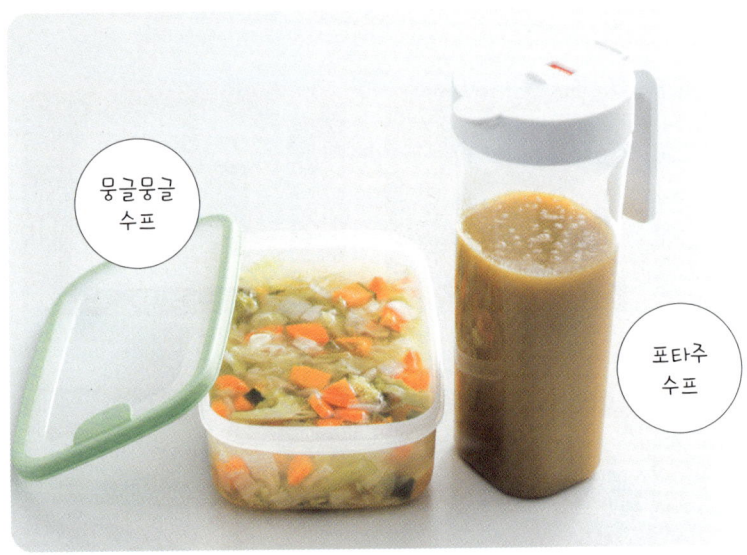

몽글몽글 수프

포타주 수프

■ 미리 만들어 보관하면 오래 지속할 수 있다

채소수프는 매일 만들지 않아도 되고 미리 만들어두면 된다는 점이 편하다. 만드는 법은 간단해도 매일 만들려고 하면 역시 힘들다. 냉장고나 냉동고에 보관했다가 다시 데워서 먹자. 미리 만들어두면 채소수프를 부담스럽지 않고 편하게 지속해서 먹을 수 있다.

만들어두고 보관하기 냉동

오랫동안 보관하는 경우는 냉동하기 바란다. 1인분씩 나눠서 냉동해두면 사용할 때 편리하다.

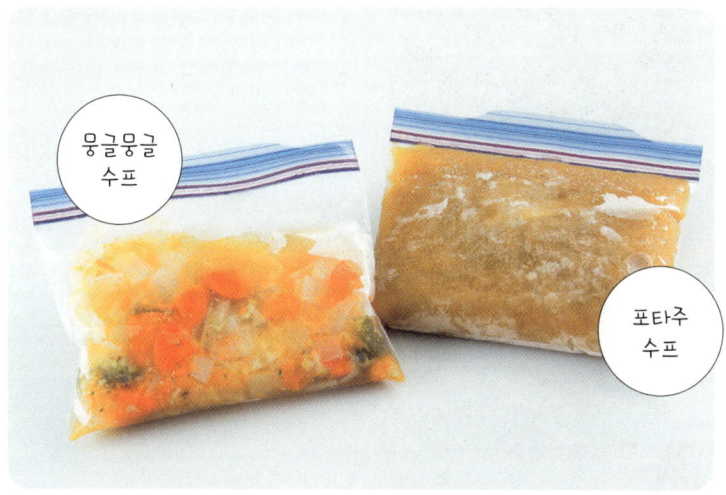

뭉글뭉글 수프

포타주 수프

채소 자투리로 만드는 채소 맛국물

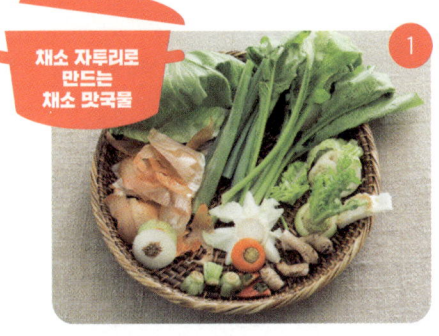

우리는 조리할 때 채소 껍질이나 씨앗, 꼭지를 그냥 버리는데, 사실 이 부분에 항산화 물질인 피토케미컬이 풍부하게 함유되어 있다. 그냥 채소 찌꺼기가 아닌 것이다.
이 부분을 잘 활용하면 찌개, 국, 조림 등 여러 요리에 두루 사용할 수 있는 맛있는 채소 맛국물을 만들 수 있다. 보관도 가능하다. 그러니 채소 자투리는 봉지에 따로 넣어두었다가 이용하자.

채소 자투리를 물로 잘 씻는다.

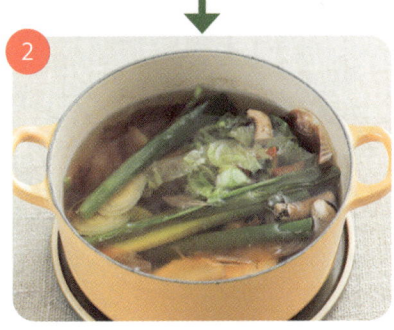

냄비에 물을 넣고 ①을 넣어 약한 불로 20분 정도 끓인다. 아무것도 첨가하지 않는다.

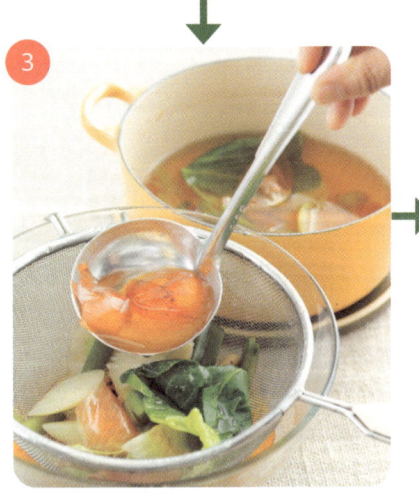

체로 거른다.

피토케미컬의 보고

채소 맛국물 완성
그대로 마시거나 수프나 된장국, 국물 요리 등 쓰임새는 다양하다.

제1장 가장 간단하고, 가장 맛있는 채소수프 만들기

제2장

채소수프 활용으로
누리는 '먹는 행복'

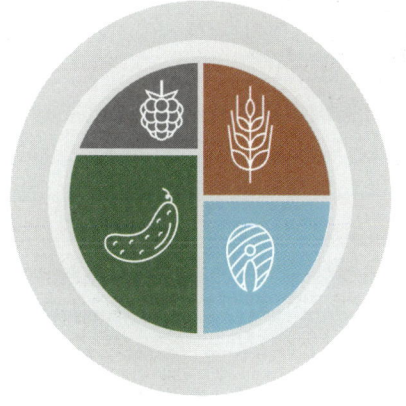

채소수프 즐기기

짙은 녹색 잎사귀 수프

소송채·쑥갓

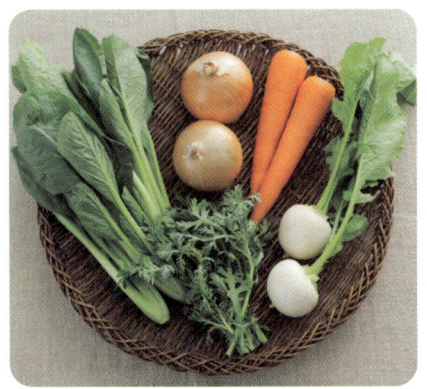

[재료] 완성된 분량 약 800~900ml
양파, 당근, 순무 … 합해서 150g
소송채, 쑥갓 … 합해서 150g
물 … 900ml

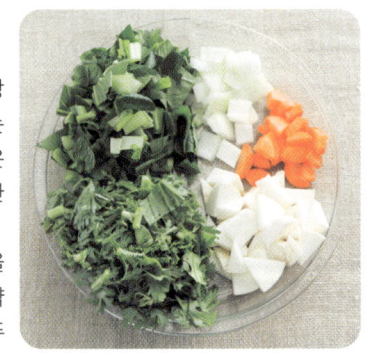

[조리법]
① 채소는 잘 씻어둔다.
② 양파는 껍질을 벗겨 한입 크기로 썬다. 당근은 껍질째 한입 크기로 자른다. 순무는 꼭지를 제거하고 한입 크기로 썬다. 잎은 한입 크기로 자른다. 소송채와 쑥갓은 한입 크기로 썬다.
③ 냄비에 ②의 채소와 물을 넣고 불에 올린다. 끓어오르기 직전에 불을 줄이고 약 30분가량 채소가 부드러워질 때까지 뚜껑을 덮고 끓인다.
④ 수프를 걸쭉한 포타주로 만들려면 ③의 수프가 식은 다음 믹서나 핸드블렌더로 잘 휘저어 갈아준다.

짙은 녹색 채소에는 항산화 물질(특히 루테인 등의 카로티노이드Carotenoid)이 풍부하게 함유되어 있다. 짙은 녹색 채소를 끓인 국물을 첨가하면 맹독인 활성산소가 금세 제거되어 유전자 손상을 억제할 뿐 아니라 백내장 예방이나 세포의 암 변화에 제동을 건다는 것이 실험을 통해 밝혀졌다. 시금치, 멜로키아, 당근이나 무 잎 등도 추천한다.

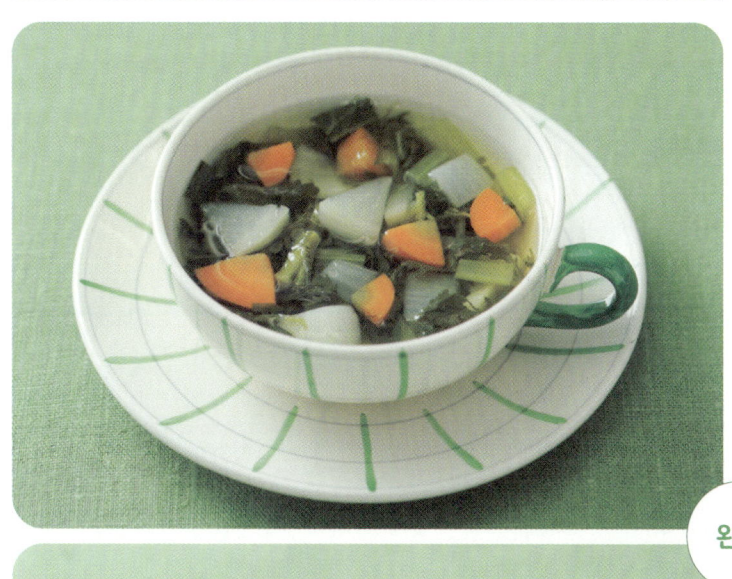

완성

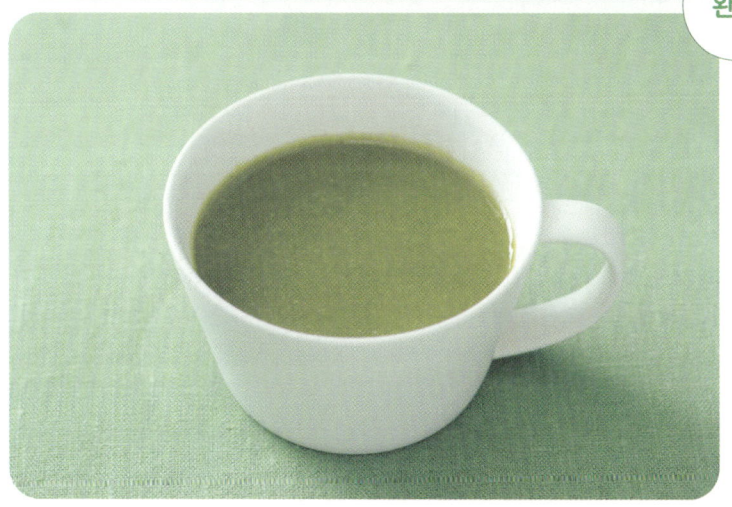

채소수프 즐기기

버섯이 듬뿍 들어간 수프

잎새버섯·표고버섯

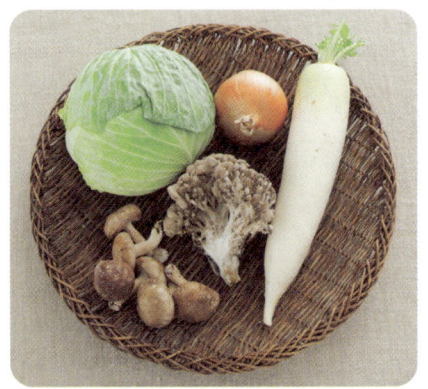

[재료] 완성된 분량 약 800~900ml
양파, 양배추, 무 … 합해서 200g
잎새버섯, 표고버섯 … 합해서 100g
물 … 900ml

[조리법]

❶ 채소는 잘 씻어둔다. 다만 버섯은 씻지 않는다.
❷ 양파는 껍질을 벗겨 한입 크기로 썬다. 양배추는 큼직큼직하게 썬다. 무는 껍질째 한입 크기로 자른다. 잎새버섯과 표고버섯은 밑뿌리를 제거하고 한입 크기로 자른다.
❸ 냄비에 ❷에서 준비한 채소와 물을 넣고 불에 올린다. 끓어오르기 직전에 불을 줄이고 약 30분가량 채소가 부드러워질 때까지 뚜껑을 덮고 끓인다.
❹ 수프를 걸쭉하게 포타주로 만들려면 ❸의 수프가 식은 다음 믹서나 핸드블렌더로 잘 휘저어 갈아준다.

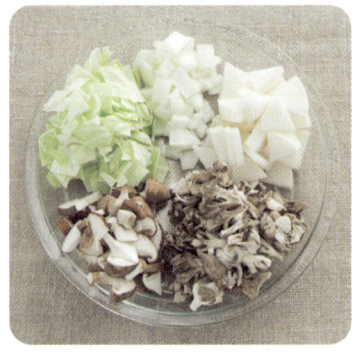

버섯에는 면역을 활성화하는 다당류인 β-글루칸(β-glucan)이나 항산화 작용이 강한 폴리페놀(polyphenol) 성분이 많이 함유되어 있다. 쥐에게 표고버섯 진액을 마시게 하자 인터페론(interferon) 분비가 촉진된 것을 나도 실험으로 확인했다. 인터페론에는 암세포 증식을 억제하는 강력한 항종양 작용이 있다. 표고버섯뿐 아니라 잎새버섯 등도 비슷한 암 억제 효과를 인정받고 있다.

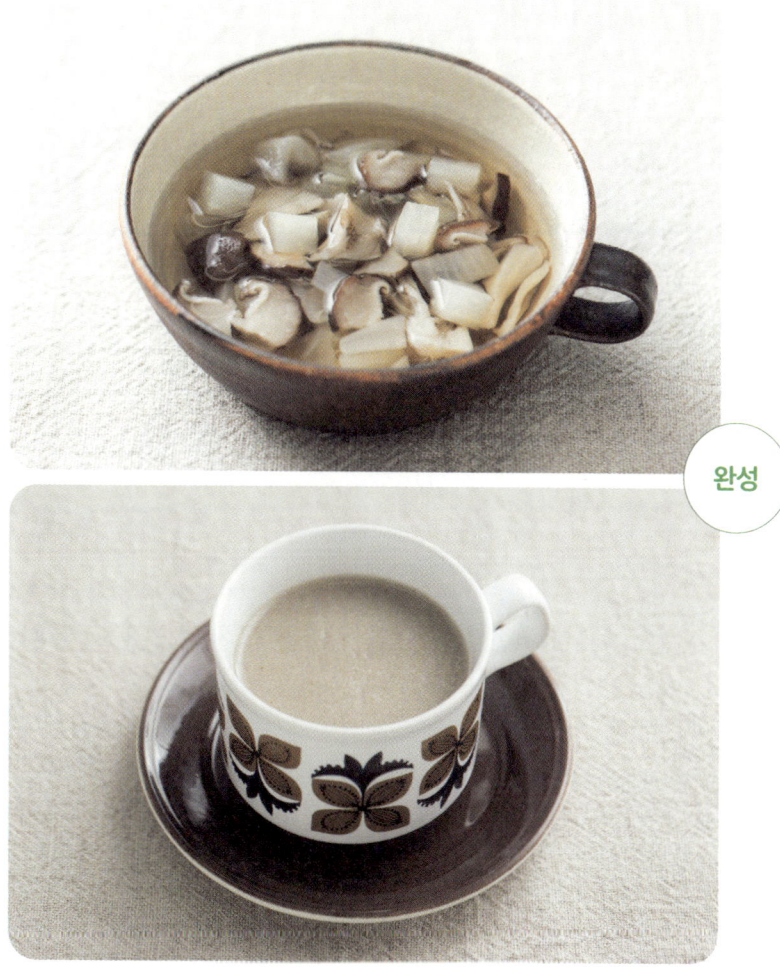

완성

채소수프 즐기기

뿌리채소와 짙은 녹색 잎사귀 수프

토란·시금치

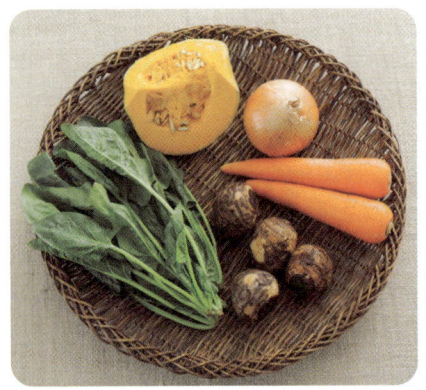

[재료] 완성된 분량 약 800~900ml
양파, 당근, 단호박 … 합해서 100g
토란, 시금치 … 합해서 200g
물 … 900ml

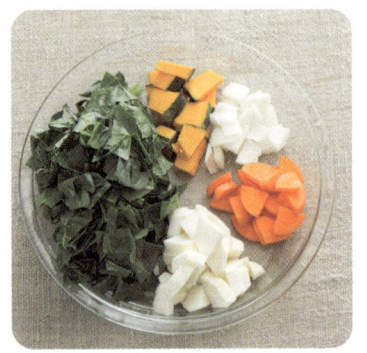

[조리법]
① 채소는 잘 씻어둔다.
② 양파는 껍질을 벗겨 한입 크기로 썬다. 당근은 껍질째 한입 크기로 자른다. 단호박은 씨앗을 제거하고 껍질째 한입 크기로 썬다. 토란은 껍질을 벗겨 한입 크기로 썬다. 시금치는 한입 크기로 자른다.
③ 냄비에 ②에서 준비한 채소와 물을 넣고 뚜껑을 덮은 뒤 불에 올린다. 끓어오르기 직전에 불을 줄이고 약 30분가량 채소가 부드러워질 때까지 뚜껑을 덮고 끓인다.
④ 수프를 걸쭉하게 포타주로 만들려면 ③의 수프가 식은 다음 믹서나 핸드블렌더로 잘 휘저어 갈아준다.

뿌리채소 종류 중에서도 토란, 감자, 우엉, 연근 등은 자른 뒤 그대로 두면 갈변한다. 갈변하는 뿌리채소는 활성산소를 제거하는 작용이 뛰어나다는 연구 결과가 있다. 또한 뿌리채소에는 식이섬유가 아주 많다는 특징도 있다.

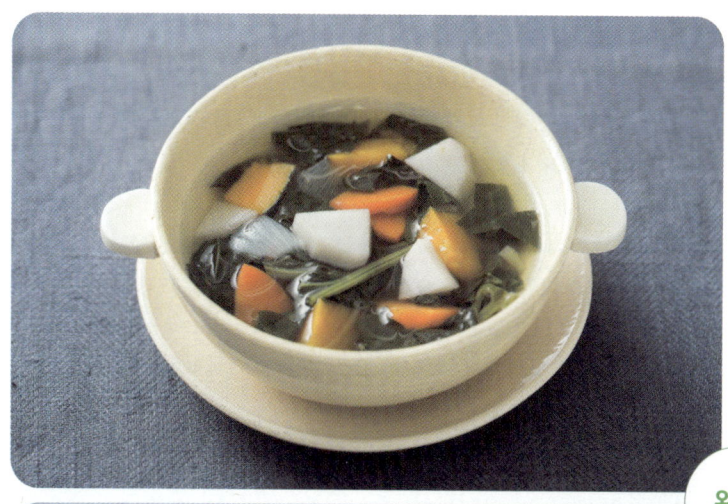

완성

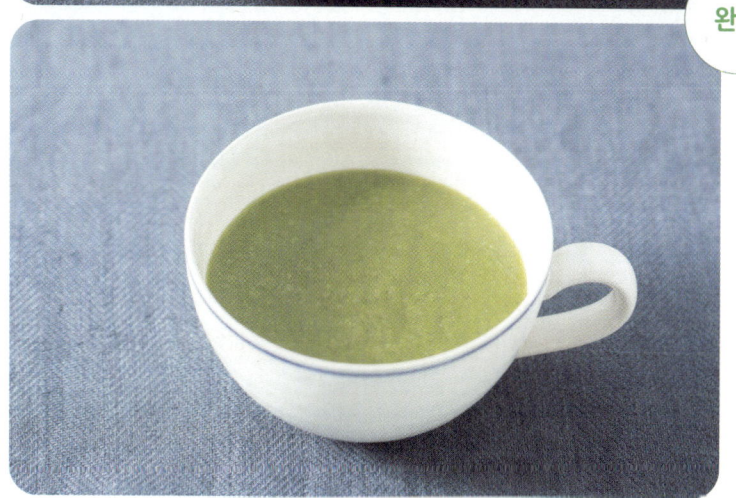

채소수프 즐기기

배추과 채소로 만든 채소수프

브로콜리·배추

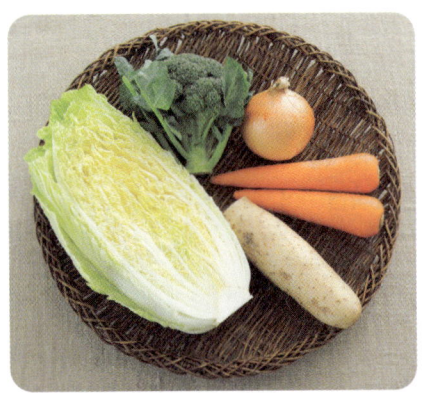

[재료] 완성된 분량 약 800~900ml

양파, 당근, 참마 … 합해서 150g
브로콜리, 배추 … 합해서 150g
물 … 900ml

[조리법]

❶ 채소는 잘 씻어둔다.
❷ 양파는 껍질을 벗겨 한입 크기로 썬다. 당근은 껍질째 한입 크기로 자른다. 참마는 껍질을 벗겨서 한입 크기로 자른다. 브로콜리는 한입 크기로 작게 나눈다. 배추는 한입 크기로 썬다.
❸ 냄비에 ❷에서 준비한 채소와 물을 넣고 뚜껑을 덮은 뒤 불에 올린다. 끓어오르기 직전에 불을 줄이고 약 30분가량 채소가 부드러워질 때까지 뚜껑을 덮고 끓인다.
❹ 수프를 걸쭉하게 포타주로 만들려면 ❸의 수프가 식은 다음 믹서나 핸드블렌더로 잘 휘저어 갈아준다.

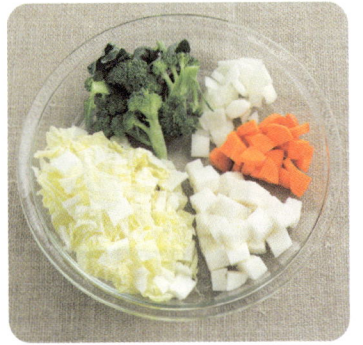

브로콜리, 양배추, 콜리플라워, 배추 등의 배추과 채소에는 글루코시놀레이트(glucosinolate)라는 성분이 함유되어 있어 체내에서 아이소싸이오사이아네이트(isothiocyanate)라는 성분으로 분해된다. 이 물질은 발암물질로 인한 암 변화를 억제하고, 암 예방에 효과가 있어 주목받고 있다.

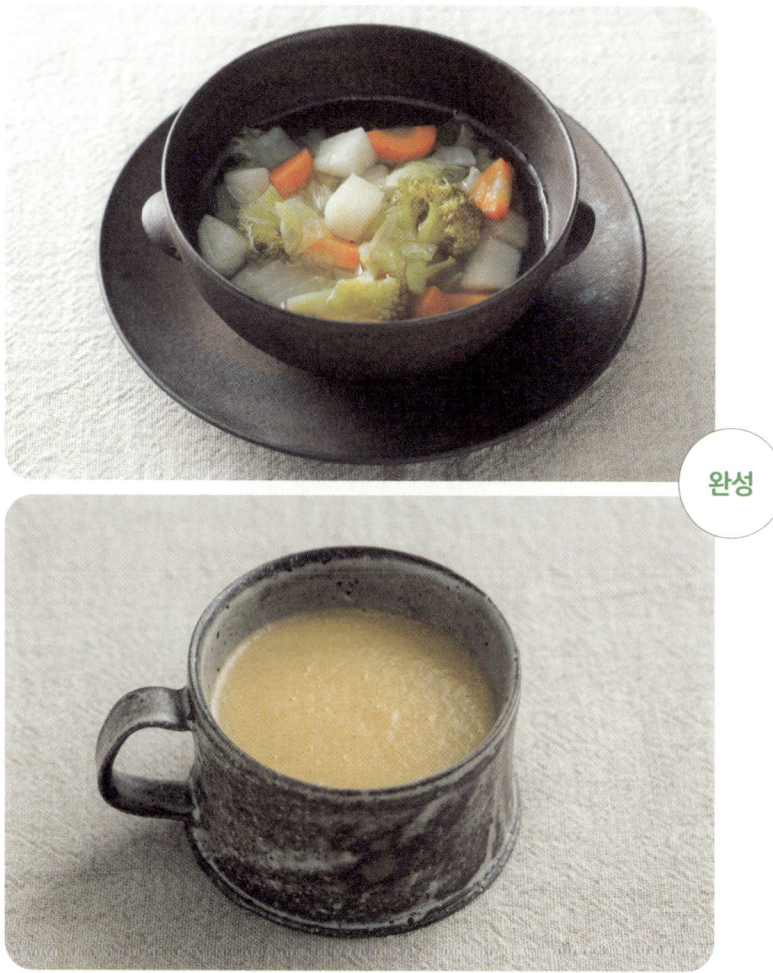

완성

채소수프 즐기기

아보카도가 들어간 채소수프

아보카도·청경채·양배추

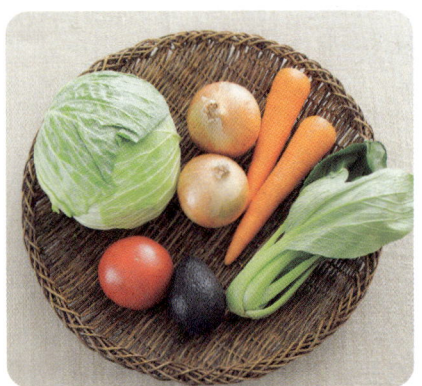

[재료] 완성된 분량 약 800~900ml

양파, 당근, 양배추 … 합해서 150g
청경채, 토마토 … 합해서 150g
아보카도 … 1/2개
물 … 900ml

[조리법]
① 채소는 잘 씻어둔다.
② 양파는 껍질을 벗겨 한입 크기로 썬다. 당근은 껍질째 한입 크기로 자른다. 양배추는 한입 크기로 자른다. 청경채는 한입 크기로 썬다. 토마토는 껍질째 한입 크기로 자른다. 아보카도는 씨앗과 껍질을 제거하고 한입 크기로 썬다.
③ 냄비에 ②에서 준비한 채소와 물을 넣고 불에 올린다. 끓어오르기 직전에 불을 줄이고 약 30분가량 채소가 부드러워질 때까지 뚜껑을 덮고 끓인다.
④ 수프를 걸쭉하게 포타주로 만들려면 ③의 수프가 식은 다음 믹서나 핸드블렌더로 잘 휘저어 갈아준다.

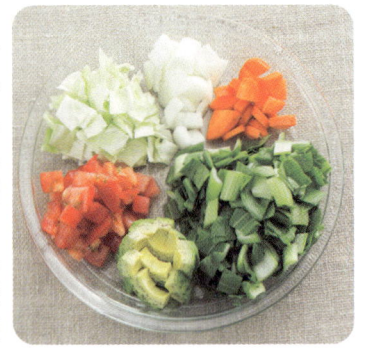

아보카도는 일 년 내내 구매할 수 있고, 크림 같은 맛이 나서 나도 집에서 자주 사용한다. 아보카도는 숲의 버터라고 불릴 정도로 지방분이 많은 것이 특징. 이 지방분은 혈액을 맑게 하고, 콜레스테롤을 줄이는 작용이 있는 불포화 지방산이다. 비타민E를 비롯한 각종 비타민과 미네랄도 풍부해서 매우 영양가 높은 과일이다.

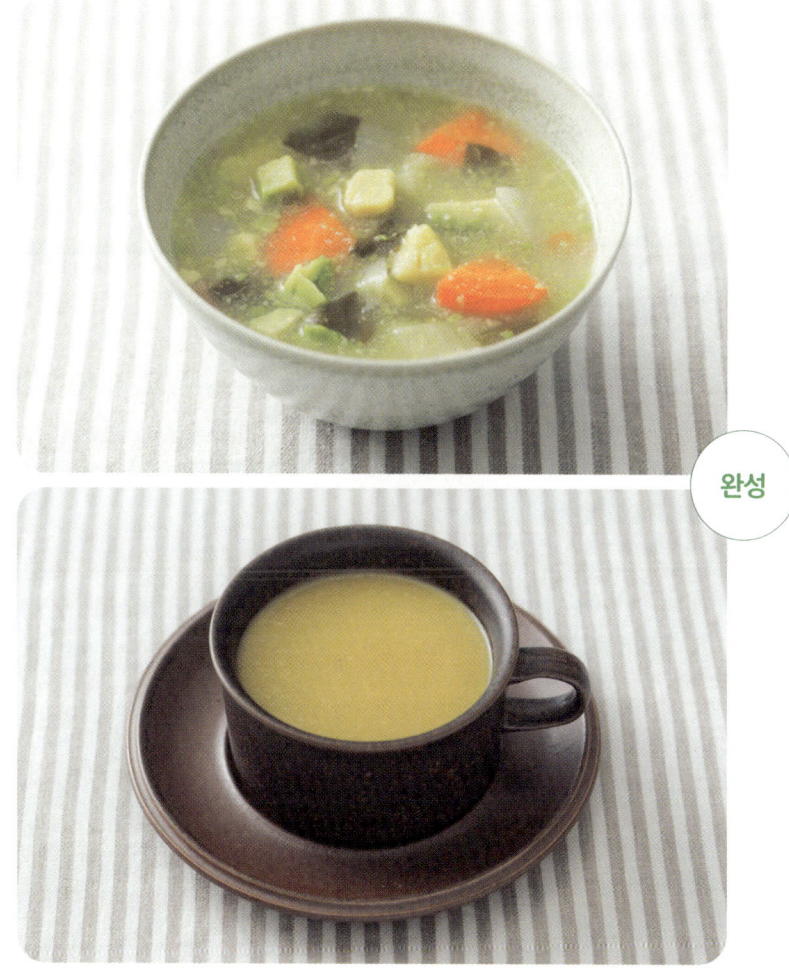

완성

채소수프 즐기기

콩과 양상추 수프

풋콩·강낭콩·양상추

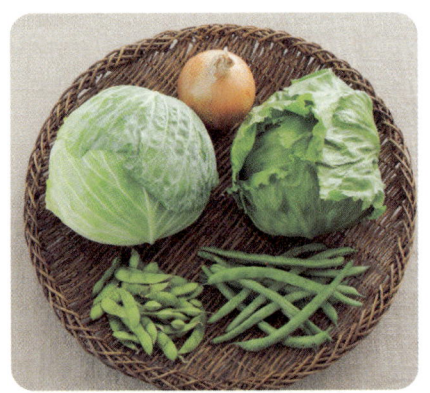

[재료] 완성된 분량 약 800~900ml
풋콩(콩깍지 붙은 것), 강낭콩 … 합해서 150g
양상추, 양파, 양배추 … 합해서 150g
물 … 900ml

[조리법]
❶ 채소는 잘 씻어둔다.
❷ 풋콩은 콩깍지째 2~3분 데친 다음 콩을 꺼낸다. 강낭콩은 한입 크기로 자른다. 양파는 껍질을 벗겨 한입 크기로 썬다. 양상추, 양배추는 한입 크기로 자른다.
❸ 냄비에 ❷에서 준비한 채소와 물을 넣고 뚜껑을 덮은 뒤 불에 올린다. 끓어오르기 직전에 불을 줄이고 약 30분가량 채소가 부드러워질 때까지 끓인다.
❹ 수프를 걸쭉하게 포타주로 만들려면 ❸의 수프가 식은 다음 믹서나 핸드블렌더로 잘 휘저어 갈아준다.

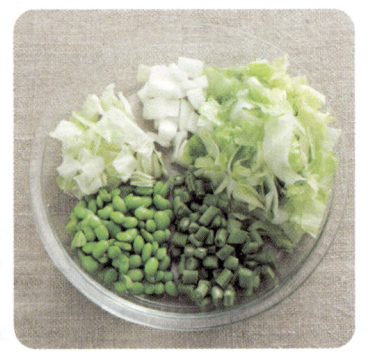

> 콩과 같은 종자류는 자손을 남기기 위한 DNA(유전자)와 그것을 키우기 위한 영양소가 꽉 찬 하나의 생명체다. 그 속에는 자외선, 곤충, 곰팡이, 미생물에게서 생명을 지키기 위한 강력한 항산화 물질이 함유되어 있다. 팥, 검은콩, 대두도 추천한다(사용할 때는 하룻밤 물에 담가서 불린다).

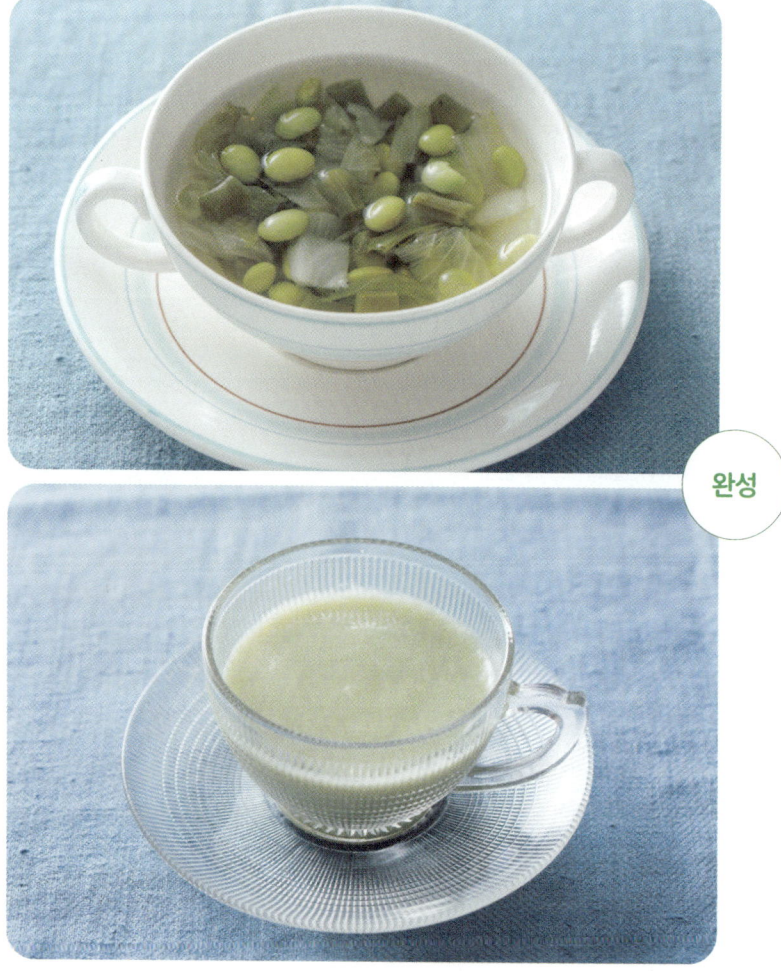

완성

채소수프 즐기기

여름 채소가 듬뿍 들어간 수프

여주·가지·토마토·파프리카

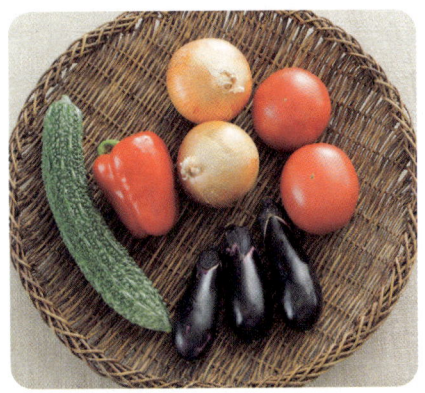

[재료] 완성된 분량 약 800~900ml

토마토 … 중 1개(200g)

여주, 가지, 파프리카, 양파 … 합해서 100g

물 … 900ml

[조리법]

❶ 채소는 잘 씻어둔다.
❷ 토마토는 꼭지를 제거하고 껍질째 큼직하게 썬다. 양파는 껍질을 벗겨 한입 크기로 썬다. 여주는 세로로 반을 가른 뒤 씨앗을 제거하고 얇게 썬다. 가지는 한입 크기로 자른다. 파프리카는 꼭지와 씨앗을 제거하고 한입 크기로 썬다.
❸ 냄비에 ❷에서 준비한 채소와 물을 넣고 뚜껑을 덮은 뒤 불에 올린다. 끓어오르기 직전에 불을 줄이고 약 30분가량 채소가 부드러워질 때까지 끓인다.
❹ 수프를 걸쭉하게 포타주로 만들려면 ❸의 수프가 식은 다음 믹서나 핸드블렌더로 잘 휘저어 갈아준다.

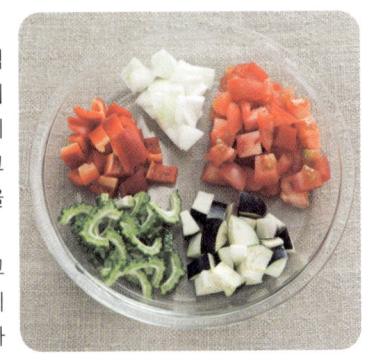

여주의 쓴맛이 더위에 지친 몸을 상쾌하게 해주는 수프다. 여주의 쓴맛은 항산화 작용이 있는 피토케미컬에서 나온다. β-카로틴과 비타민C도 많은 여주를 가지, 토마토, 파프리카 등의 여름 채소와 조합한 수프는 여름을 이겨내는 데에 큰 도움이 될 것이다. 더울 때는 수프를 차갑게 먹어도 좋다.

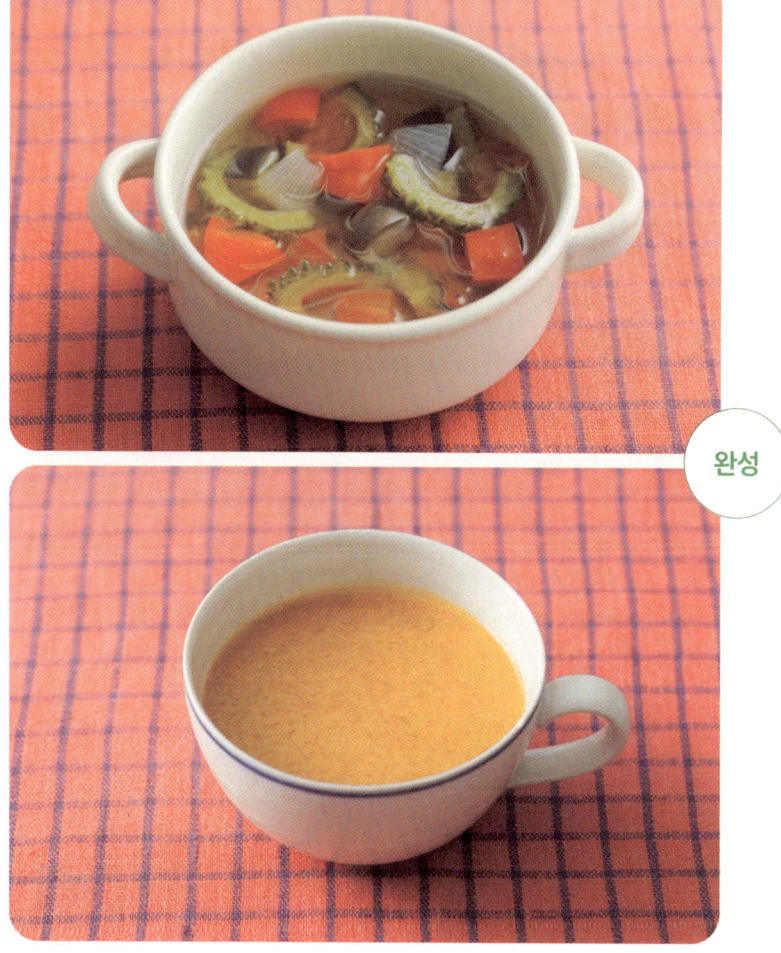

완성

채소수프 즐기기

비트와 토마토 수프

비트·토마토

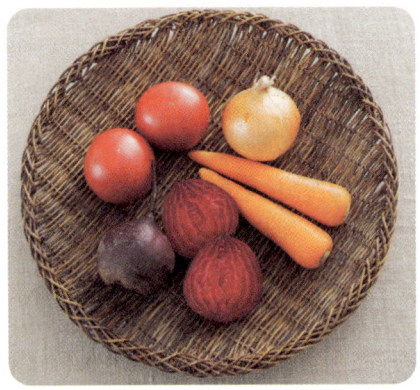

[재료] 완성된 분량 약 800~900ml

비트(데친 것) … 150g
토마토, 당근, 양파 … 합해서 150g
비트 데친 국물과 물 … 합해서 900ml
식초 … 약간

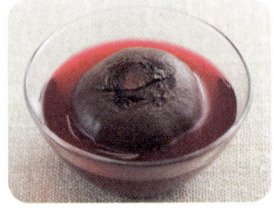

[조리법]

❶ 먼저 비트를 데친다. 비트를 잘 씻어서 냄비에 넣고, 비트가 잠길 정도의 물을 부은 뒤 식초를 약간 넣고 불에 올린다. 끓어오르면 약한 불로 줄이고 뚜껑을 덮어 15~30분쯤 대꼬챙이가 간신히 꽂힐 정도까지 끓인 다음 국물과 함께 식힌다(오른쪽 사진 참조). 데친 국물은 버리지 말고 따로 둔다. 비트 크기는 제각각이므로 데치는 시간을 조절한다.

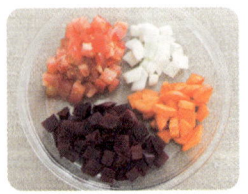

❷ ❶의 데친 비트를 껍질째 한입 크기로 썬다. 토마토는 껍질을 벗기지 않고 한입 크기로 자른다. 당근도 껍질째 한입 크기로 썬다. 양파는 껍질을 벗기고 한입 크기로 자른다.

❸ 냄비에 ❷에서 준비한 채소, 비트 데친 국물, 그리고 물을 넣고 불에 올린다. 끓어오르기 직전에 불을 줄이고 약 30분가량 채소가 부드러워질 때까지 뚜껑을 덮고 끓인다.

❹ 수프를 걸쭉하게 포타주로 만들려면 ❸의 수프가 식은 다음 믹서나 핸드블렌더로 잘 휘저어 갈아준다.

비트는 러시아 요리인 보르스치(Borsch)에 자주 사용되는 뿌리채소다. 우리에게 그렇게까지 친숙한 채소는 아니지만, 영양가가 매우 높고 항산화 물질이 많다. 비트를 먹으면 혈관이 깨끗해지고, 혈류량을 늘리는 일산화질소(NO)가 증가한다. 비트를 데친 물은 선명한 적자색을 띠는데, 이 색소에는 강한 항산화 작용이 있다. ⇨ 비트에 대해서는 79쪽, 130쪽 참조.

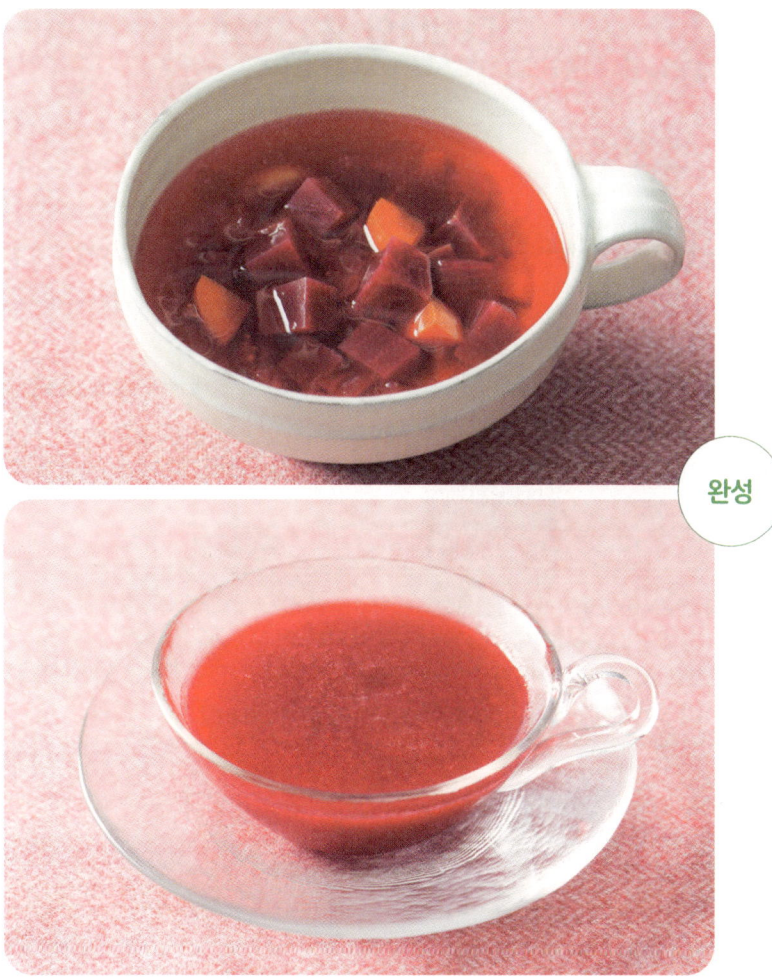

완성

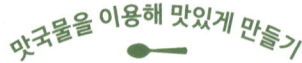

채소수프에는 채소의 맛 성분이 우러나 있지만, 그것만으로 부족한 사람이나 좀처럼 식욕이 나지 않는 사람은 다른 식자재를 이용한 맛국물과 조합하면 좋다. 그러면 풍미와 감칠맛이 증가하고, 영양을 더욱 균형 있게 맞출 수 있다.

다시마와 표고버섯

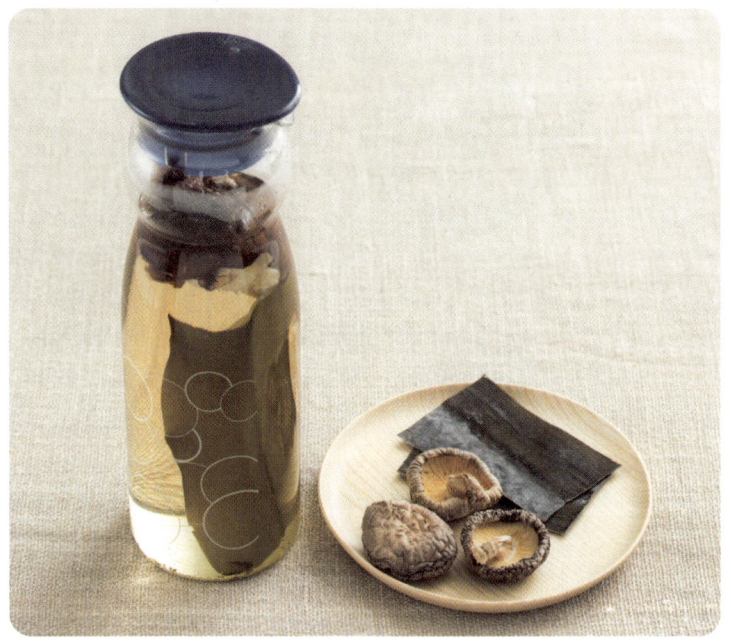

[재료]
다시마 … 10cm 길이 1장
말린 표고버섯 … 소 3~4개(물 900ml 분량)

[조리법]
❶ 다시마와 말린 표고버섯은 전날 밤부터 물에 담가서 냉장고에 넣어둔다.
❷ 채소수프를 만들 때 ❶의 표고버섯 다시마물을 물 대신 사용한다. 표고버섯은 얇게 썰어서 수프에 건더기로 사용해도 된다.

가다랑어포

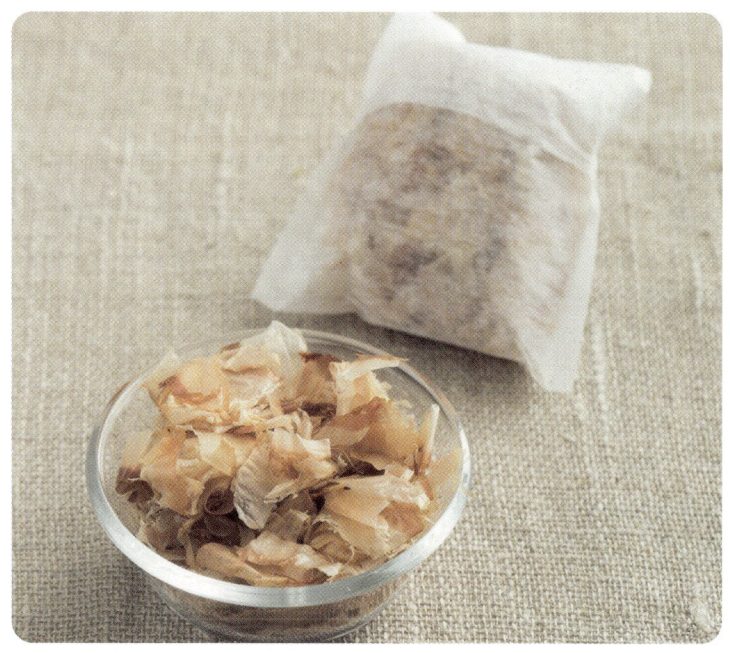

[재료]
가다랑어포 … 국물용 주머니에 한 줌 정도 넣어서 1~2봉지(물 900ml 분량)

[조리법]
❶ 채소와 물, 가다랑어포 주머니를 냄비에 넣고 함께 끓인다.
❷ 수프가 식으면 주머니를 꺼낸다.

치킨수프

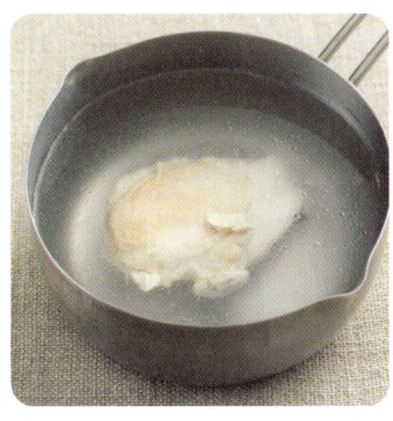

[재료]

닭가슴살 … 1장(약 200~250g)

물 … 약 1200ml(냄비에 넣은 고기가 전부 잠길 정도의 양)

※ 고기에 열이 잘 가해지도록 물은 반드시 고기가 잠길 정도의 양으로 하고, 냄비 뚜껑을 반드시 덮는다.

※ 고기는 채소수프에 토핑으로 하거나 폰즈소스, 고추냉이를 넣은 간장을 곁들여 먹는다.

[조리법]

❶ 닭고기는 실온에 꺼내둔다(냉장고에서 꺼내서 10분 정도 두면 열이 잘 가해진다).
❷ 두꺼운 냄비에 물을 넣고 끓인다.
❸ 팔팔 끓어오르면 닭가슴살을 뜨거운 물에 넣는다.
❹ 종이시트를 닭가슴살에 씌우고 냄비 뚜껑을 덮은 뒤 불을 끄고, 그대로 식힌다.
❺ 식은 다음 닭가슴살을 꺼내고 수프는 종이시트로 거른다. 담백한 수프가 완성된다.
❻ 치킨수프는 채소를 끓일 때 추가해서 이용하자.

> 닭고기에는 근육 양을 유지하거나 증량하는 데 가장 중요한 역할을 하는 단백질(아미노산)이 풍부하므로 영양이 부족하기 쉬운 고령자나 간장병이 있는 사람은 치킨수프로 끓인 채소수프를 먹으면 좋을 것이다. 콜라겐을 함께 섭취할 수 있도록 닭 뼈를 이용해서 수프를 끓여도 된다.

조개	국물용 멸치

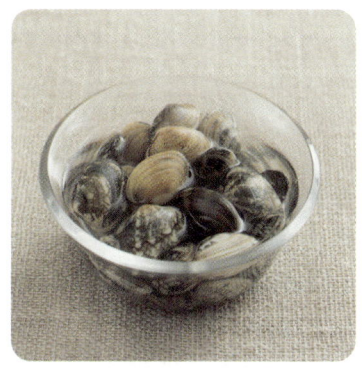 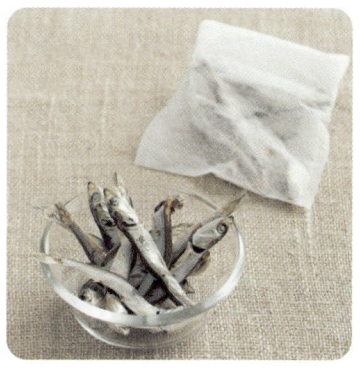

[재료]
바지락 … 10개(물 900ml 분량)

[조리법]
❶ 해감을 하고 잘 씻는다.
❷ 채소수프가 다 끓기 7~8분 전에 넣는다.
❸ 수프가 다 끓으면 껍데기를 건져낸다.
※ 해감할 때는 볼이 아니라 넓적한 접시에 늘어놓고(바지락이 겹치지 않도록 한다) 소금물(해수 정도)을 찰랑찰랑하게 붓는다. 신문지를 씌우고 어둡게 해서 3~4시간 둔다. 여름에는 냉장고에 넣어둔다. 이렇게 하면 바지락의 움직임이 활발해져서 모래를 잘 내뱉는다.

[재료]
국물용 멸치 … 7~8개 정도(물 900ml 분량)

[조리법]
❶ 국물용 멸치를 국물용 주머니에 넣는다.
❷ 채소와 함께 끓인다.
❸ 국물용 멸치는 수프가 식은 다음 건져낸다.

과일을 이용해 맛있게 만들기

과일을 넣으면 은은한 단맛과 산미가 첨가된다

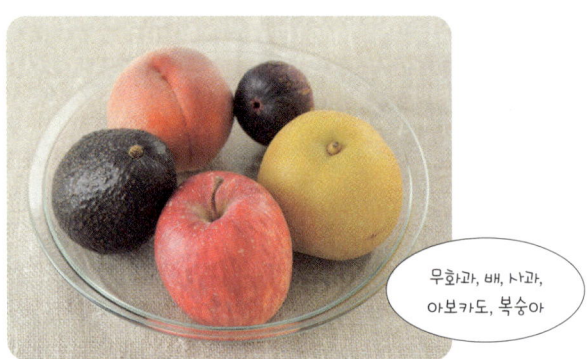

무화과, 배, 사과, 아보카도, 복숭아

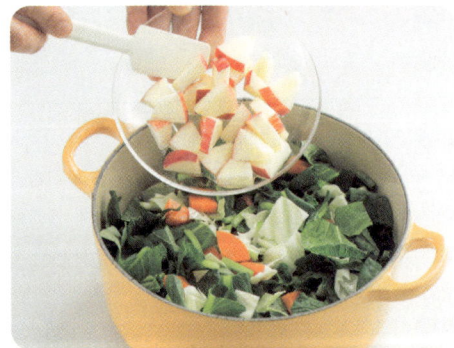

사진은 사과. 잘게 썰어서 함께 끓이거나 다 끓은 뒤에 잘게 갈아 넣는다

> 채소수프에 과일을 넣으면 단맛과 산미가 첨가되어 맛있어진다. 사과, 아보카도, 무화과, 배, 복숭아 등 기호에 맞는 과일로 시도해보자. 식욕이 떨어지는 여름철에 특히 추천한다. 채소수프를 어른만이 아니라 아이들에게도 먹이고 싶다면 이렇게 과일을 이용해도 좋다. 또한 유럽에서는 식초를 첨가한 채소수프도 사랑받고 있다.

볶아서 맛있게 만들기

기름으로 볶은 뒤 끓이면 감칠맛이 나오고 영양 흡수도 높아진다

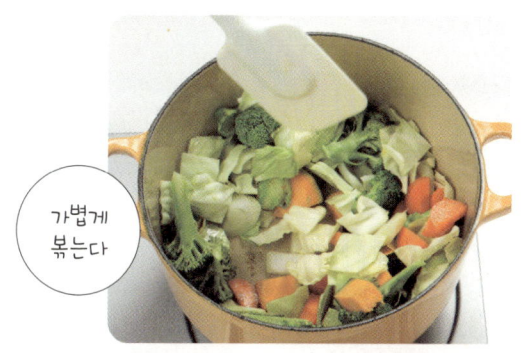

가볍게 볶는다

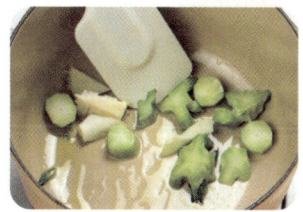

단단한 채소나 줄기를 사용할 때는 볶은 다음 끓인다

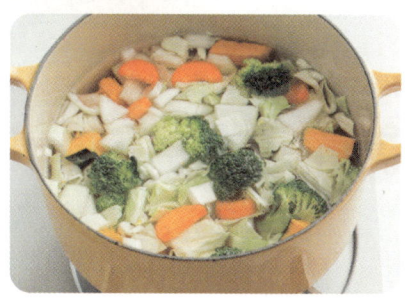

볶은 다음 끓이면 금방 부드러워진다

끓이기 전에 기름으로 조금 볶으면 감칠맛이 우러나온다. 단단한 채소나 줄기 등을 사용하는 경우에는 기름으로 볶은 다음 끓이면 빠르게 부드러워진다. 또한 당근이나 시금치 등 지용성 비타민이 많은 채소는 기름과 함께 섭취하면 흡수율이 높아진다.

체력 회복에는 고기, 생선, 우유도 함께

채소에 생선, 고기, 우유도 첨가해서 수프를 만들면 동물성 단백질도 함께 섭취할 수 있으므로 병으로 체력이 떨어진 사람이나 고령으로 입이 짧아 영양을 충분히 섭취하지 못하는 사람의 체력을 회복시켜준다. 생선뼈나 닭 뼈를 이용한 수프도 추천한다.

생선을 넣은 채소수프

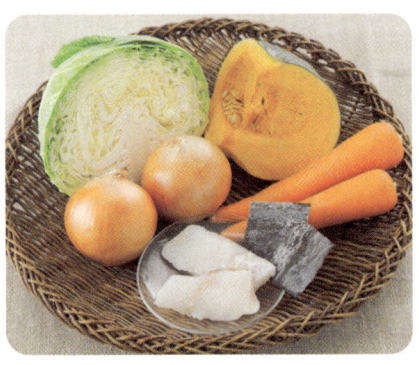

[재료] 완성된 분량
약 800~900ml

양파, 당근, 양배추, 단호박 … 합해서 300g
흰살 생선 토막 … 소 2토막(120g 정도)
물 … 900ml
국물용 다시마 … 5cm 길이 2장

[조리법]
❶ 채소는 잘 씻어둔다.
❷ 양파는 껍질을 벗겨 한입 크기로 썬다. 당근은 껍질째 한입 크기로 자른다. 양배추는 한입 크기로 자른다. 단호박은 씨앗을 제거하고 껍질째 한입 크기로 자른다.
❸ 생선은 한입 크기로 잘라서 뜨거운 물에 살짝 데치고 껍질과 뼈를 제거해둔다.
❹ 냄비에 ❷의 채소, ❸의 생선, 물, 국물용 다시마를 넣고 불에 올린다. 팔팔 끓어오르면 불을 줄이고 약 30분, 채소가 부드러워질 때까지 뚜껑을 덮고 끓인다. 끓고 있는 도중에 거품을 건져내고 다 끓으면 다시마를 건져낸다.
❺ 포타주로 만들 때는 수프가 식은 다음 믹서나 핸드블렌더로 잘 휘저어 갈아준다.

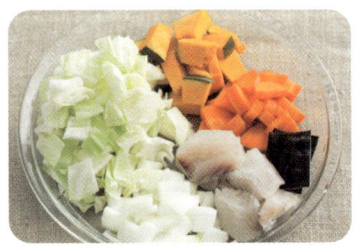

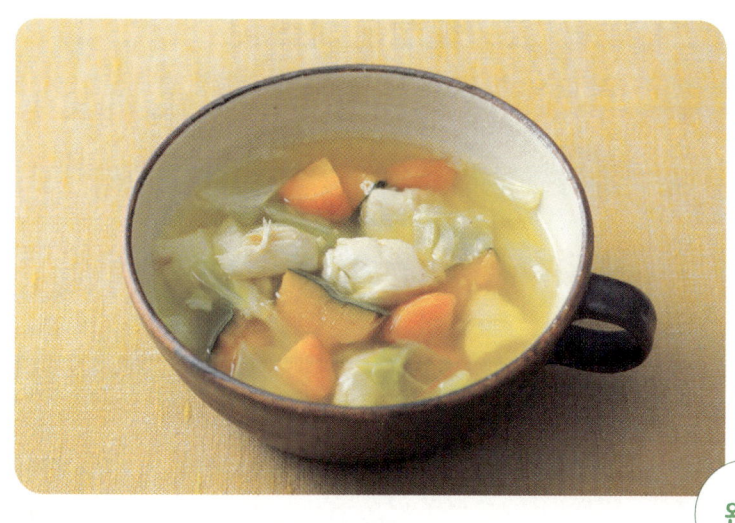

완성

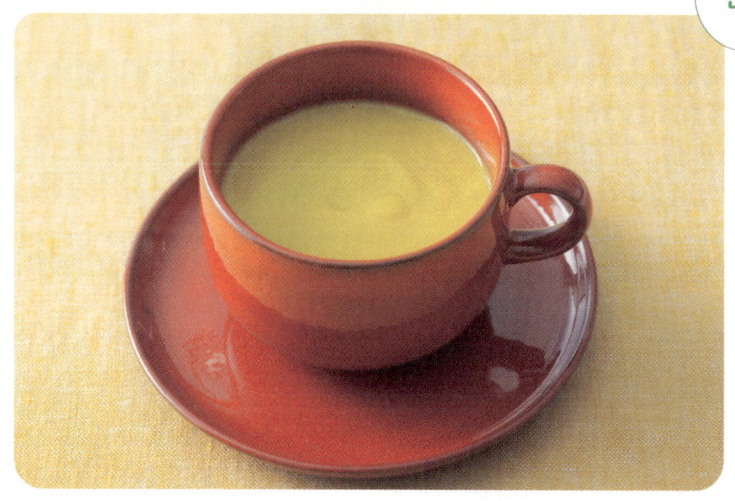

체력 회복에는 고기, 생선, 우유도 함께

고기를 넣은 채소수프

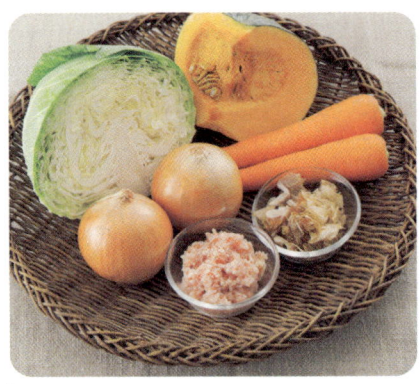

[재료] 완성된 분량
약 800~900ml

양파, 당근, 양배추, 단호박 … 합해서 300g
저민 닭고기(다리살 혹은 가슴살) … 100g
물 … 900ml
가다랑어포 … 한 줌(국물용 주머니에 넣어둔다)

[조리법]
❶ 채소는 잘 씻어둔다.
❷ 양파는 껍질을 벗겨 한입 크기로 썬다. 당근은 껍질째 한입 크기로 자른다. 양배추는 한입 크기로 썬다. 단호박은 씨앗을 제거하고 껍질째 한입 크기로 자른다.

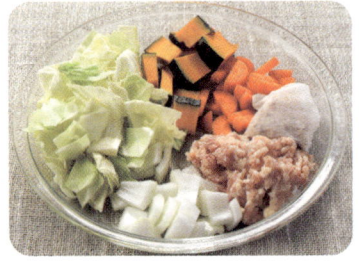

❸ 냄비에 저민 닭고기를 넣고 불에 올려서 볶는다. 저민 닭고기가 하얗게 되면 물을 넣는다. 팔팔 끓어오르면 불을 줄이고 거품을 걷어낸다.
❹ ❸에 ❷에서 준비한 채소, 가다랑어포 주머니를 넣고 약 30분가량 채소가 부드러워질 때까지 뚜껑을 덮고 끓인다. 수프가 식으면 가다랑어포 주머니를 건져낸다.
❺ 포타주로 만들 때는 수프가 식은 다음 믹서나 핸드블렌더로 잘 휘저어 갈아준다.

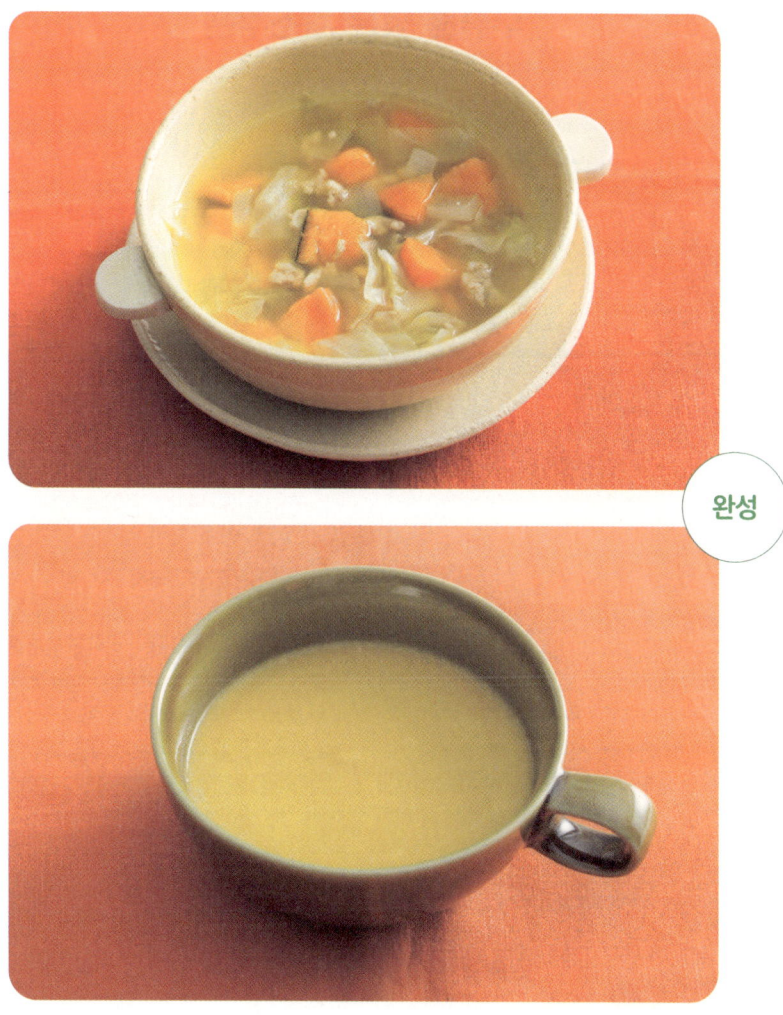

완성

55

체력 회복에는 고기, 생선, 우유도 함께

우유를 넣은 채소수프

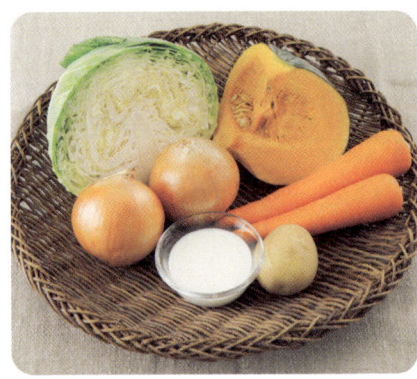

[재료] 완성된 분량
약 800~900ml

양파, 당근, 양배추, 단호박 … 합해서 300g
물 … 700ml
(물 대신에 48쪽의 치킨수프를 사용해도 된다)
우유 … 200ml
감자 … 소 1/2개(60g 정도)

[조리법]
① 채소는 잘 씻어둔다.
② 양파는 껍질을 벗겨 한입 크기로 썬다. 당근은 껍질째 한입 크기로 자른다. 양배추는 한입 크기로 썬다. 단호박은 씨앗을 제거하고 껍질째 한입 크기로 자른다.
③ 냄비에 ②에서 준비한 채소와 물을 넣고 불에 올린다. 팔팔 끓어오르기 직전에 불을 줄이고 약 30분가량 채소가 부드러워질 때까지 뚜껑을 덮고 끓인다.
④ 채소가 부드러워지면 잘 씻어 껍질째 간 감자와 우유를 넣고 냄비 바닥을 휘저으면서 부글부글 끓어 걸쭉해질 때까지 약한 불에서 가열한다.
⑤ 포타주로 만들 때는 수프가 식은 다음 믹서나 핸드블렌더로 잘 휘저어 갈아준다.

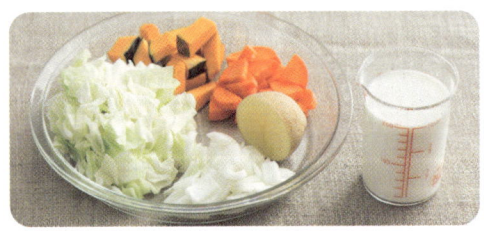

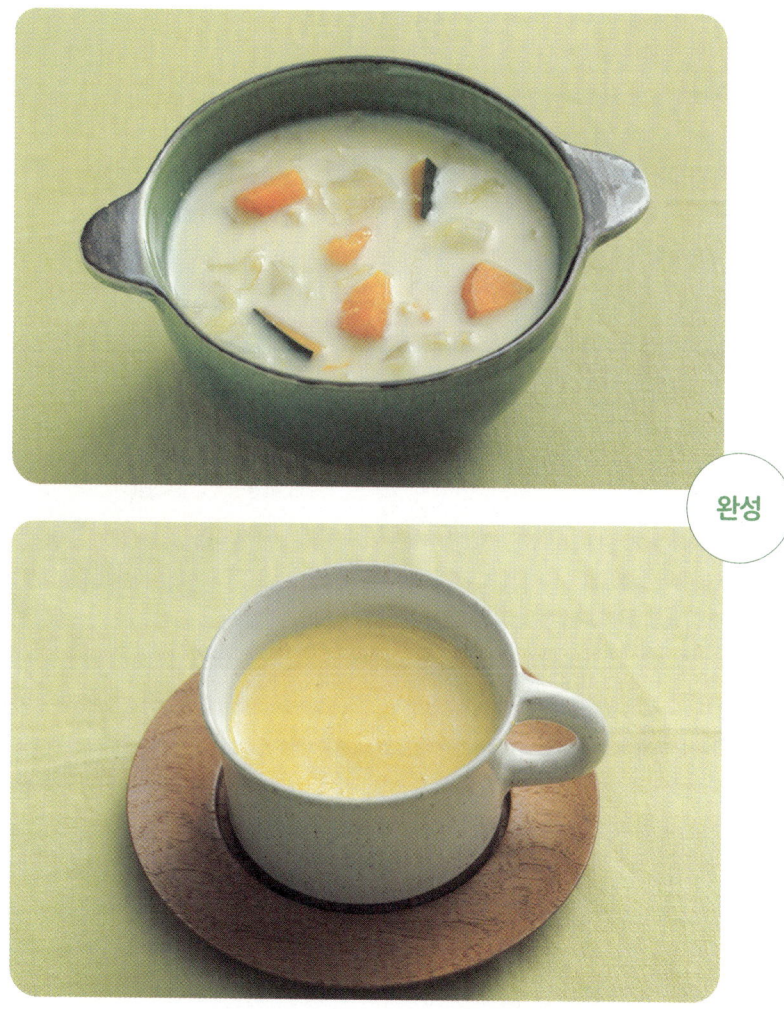

완성

57

맛있는 환자식 만들기

당근 수프

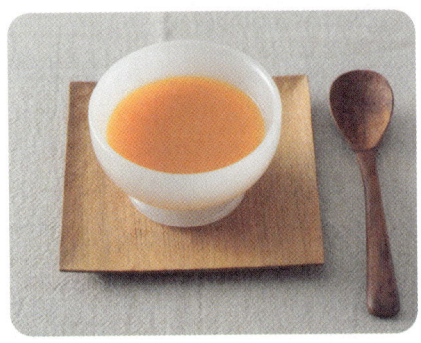

[재료] 완성된 분량
약 800~900ml

양파, 감자 … 합해서 100g
당근 … 200g
물 … 900ml

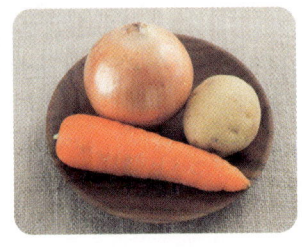

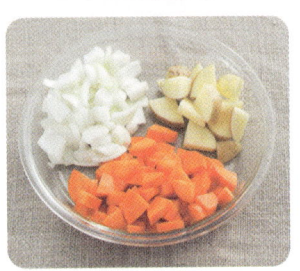

[조리법]
❶ 채소는 잘 씻어둔다.
❷ 양파는 껍질을 벗겨 한입 크기로 썬다. 당근은 껍질째 한입 크기로 자른다. 감자는 껍질째 한입 크기로 썬다.
❸ 냄비에 ❷에서 준비한 채소와 물을 넣고 불에 올린다. 팔팔 끓어오르기 직전에 불을 줄이고 약 30분가량 채소가 부드러워질 때까지 뚜껑을 덮고 끓인다.
❹ 수프가 식은 다음 믹서나 핸드블렌더로 잘 휘저어 갈아준다.

> 목으로 술술 잘 넘어가는 포타주 수프는 씹는 힘이나 마시는 힘이 떨어진 사람의 환자식으로도 손색이 없다. 채소를 갈지 않은 수프도 채소의 영양이 수프에 녹아들어 있어서 수프만 마셔도 기운이 난다. 그러면 영양이 부족한 상태를 방지하는 데에 도움이 된다. 또한 빵을 작게 떼어 넣으면 걸쭉함이 생기고 영양가도 높아진다.

맛있는 환자식 만들기

단호박 수프

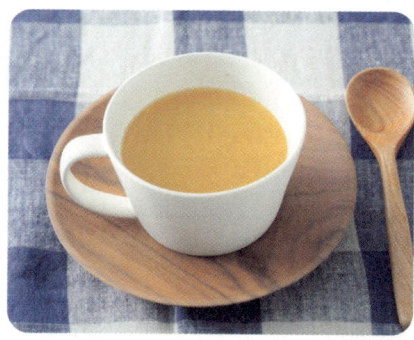

[재료] 완성된 분량
약 800~900ml

양파, 토마토 … 합해서 100g
단호박 … 200g
물 … 900ml

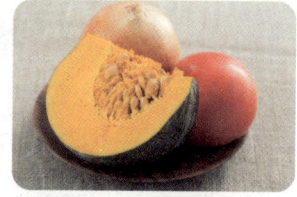

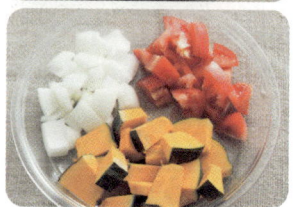

재료는 이 정도

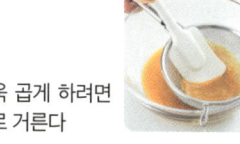

더욱 곱게 하려면
체로 거른다

[조리법]
❶ 채소는 잘 씻어둔다.
❷ 양파는 껍질을 벗겨 한입 크기로 썬다. 토마토는 꼭지를 제거하고 껍질째 한입 크기로 자른다. 단호박은 씨앗을 제거하고 껍질째 한입 크기로 썬다. 단호박 속은 걸쭉함과 단맛이 나오므로 남겨둔다.
❸ 냄비에 ❷에서 준비한 채소와 물을 넣고 불에 올린다. 팔팔 끓어오르기 직전에 불을 줄이고 약 30분가량 채소가 부드러워질 때까지 뚜껑을 덮고 끓인다.
❹ 믹서나 핸드블렌더로 잘 휘저어 갈아준다.

입으로 음식을 먹는 일은 신체 기능을 지키는 데에 매우 중요하다. 이것은 삶의 의욕과도 연결된다. 채소수프를 환자식으로 이용하는 경우에는 먹기 편하도록 채소 껍질을 벗기거나 끓이는 시간을 늘리면 된다. 식욕이 나도록 간을 맞추는 것도 좋다. 잘못 삼키지 않도록 주의하면서 먹는 즐거움을 느낄 수 있도록 채소수프를 능숙하게 활용하자.

만들어둔 채소수프 활용하기

채소수프는 만들어두었다가 조금 손을 대기만 해도 훌륭한 일품요리가 된다. 국, 찌개, 스튜, 면 요리 등 여러 요리에 사용할 수 있다. 고기나 생선을 추가하면 맛있는 수프도 된다. 여기에서는 카레와 죽 두 가지를 소개한다.

포타주로 만드는 치킨카레

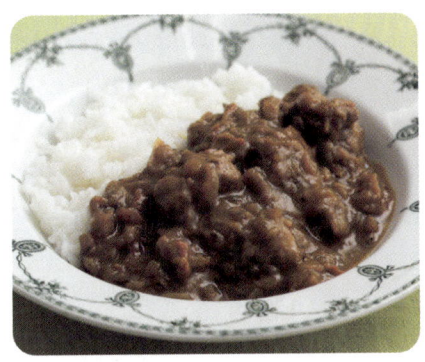

[재료] 2인분

채소수프(포타주) … 1/4분량(약 200ml)
양파 … 대 1/2개
토마토 … 중 1개
마늘, 생강 … 각 1조각
닭다리살 … 1/2장
소금 … 약간
카레가루 … 1/2~1큰술
올리브오일 … 적당량

[조리법]

❶ 양파는 껍질을 벗겨 대강 잘게 썬다.
❷ 마늘, 생강은 잘게 갈아서 물 50ml에 담가둔다.
❸ 토마토는 껍질째 1cm 정도로 깍둑썰기 한다.
❹ 닭다리살은 한입 크기로 자르고 소금을 뿌려둔다.

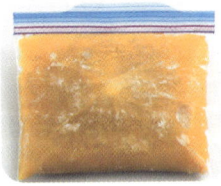

❺ 프라이팬에 올리브오일을 두르고, 양파를 넣어 옅은 갈색이 될 때까지 강한 불에서 볶는다. 옅은 갈색이 되었다면 ❷를 추가해서 물기가 없어질 때까지 볶는다. 물기가 없어지면 ❸을 넣고 물기가 없어질 때까지 볶는다. 물기가 없어지면 카레가루를 넣고 더 볶은 다음 채소수프를 넣는다.
❻ ❺가 끓어오르면 ❹를 넣고 뚜껑을 덮은 뒤 20분가량 약한 불에서 보글보글 끓인다.
❼ 소금(분량 외)으로 간을 맞추고 밥에 올린다.

갈지 않은 수프로 만드는 죽

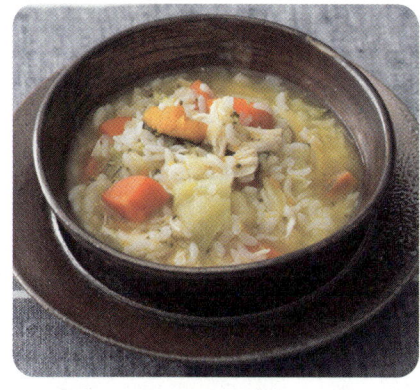

[재료] 1인분
채소수프(갈지 않은 것) … 300g
밥 … 1/2공기
삶은 닭고기 … 적당히
※ 삶은 닭고기 조리법은 48쪽 치킨수프를 참조
소금 … 약간

[조리법]
❶ 채소수프, 밥, 푹 익힌 닭고기를 냄비에 넣고 밥이 부드러워질 때까지 끓인다.
❷ 소금 약간으로 간을 맞춘다.

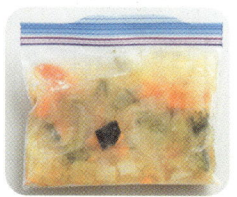

> 만들어서 보관할 때는 간을 하지 않는다. 간은 조리할 때 하는 것이 좋다. 그러는 편이 요리의 폭이 넓어진다.

마에다 집안의 채소수프 생활

올해 여름, 프랑스에서 열린 학회 때문에 스페인에까지 발길을 뻗은 적이 있다. 그때 일본 잡지에서 세계 최고로 맛있는 수프가 있다고 소개한 바스크 지방을 방문했다. 사진은 바스크의 어촌에 있는 서민적인 분위기의 레스토랑에서 먹은 수프다. 그 지역에서 잡은 신선한 어패류와 채소를 함께 천천히 끓여서 농후하고 깊은 감칠맛이 났다.

다른 가게에서 뼈에 붙은 고기로 낸 육수에 채소를 끓인 수프도 먹었다. 전부 그 주변에 있는 신선한 식자재를 이용한 향토 요리였다. 세계 최고로 맛있는 수프는 영양적으로도 뛰어난, 바스크의 가정의 맛이 나는 수프였다.

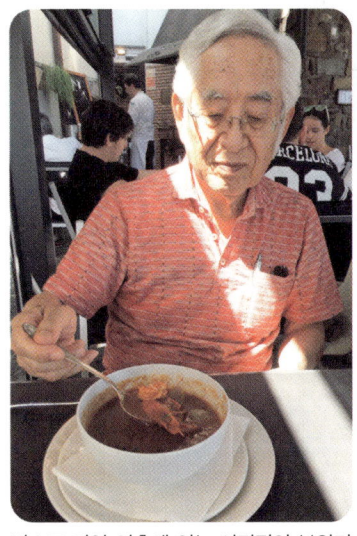

바스크 지역 어촌에 있는 서민적인 분위기의 레스토랑에서

[스페인의 바스크 수프]

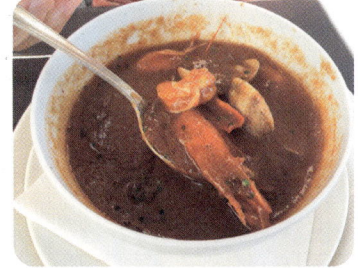

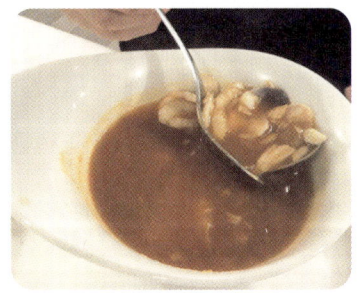

그 지역에서 잡은 어패류와 채소를 오래 끓인 수프

우리 집에서 먹는 채소수프와 재료

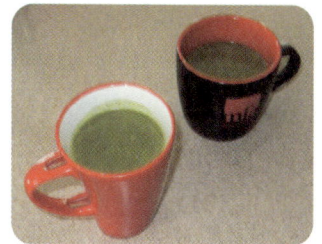

하루의 시작은 채소수프로
5년 동안 애용하는 머그잔으로 250~300ml를 먹는다. 구마모토 지진으로 많은 식기가 파손되는 와중에도 이 머그잔은 깨지지 않았다.

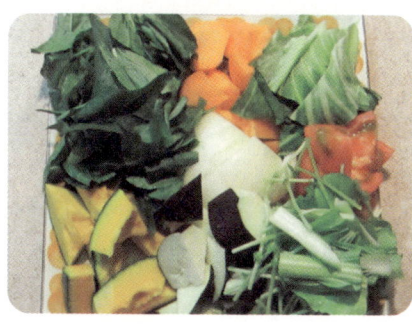

재료는 매번 다르게, 냉장고에 남은 채소 뭐든지 사용한다
왼쪽 위부터 시계 방향으로 덜 익은 고춧잎, 당근, 양배추(바깥쪽 잎), 토마토, 소송채, 말라바 시금치, 경수채 줄기, 청경채 줄기, 소송채 줄기, 가지, 단호박, 양파

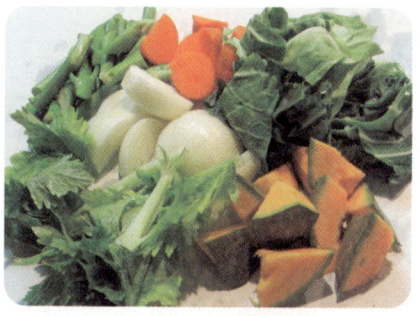

어느 날의 채소수프 재료. 제철 채소를 중심으로
왼쪽 위부터 시계 방향으로 브로콜리 줄기, 당근, 양배추(바깥쪽 잎), 단호박, 셀러리, 양파

우리 집에서 만드는 채소수프는 채소를 물에 끓이기만 하는 간단한 수프다. 걸쭉하게 포타주로 만들어 매일 아침 마시고 있다. 아침에는 빵을 먹는데, 포타주로 만든 채소수프와 주스, 커피 세 가지가 세트다.
저녁에는 고기나 생선도 먹지만, 역시 채소가 빠질 수 없다. 고기와 함께 토마토, 셀러리, 양배추, 양파 등 채소를 잔뜩 넣어 끓여 먹는다. 생선 조림에도 채소를 듬뿍 곁들인다. 채소 건더기가 많은 된장국이나 따뜻하게 익힌 채소도 자주 먹는다.
채소수프는 매일 마시는 만큼 만드는 것이 간단하고, 돈이 들지 않으며, 무엇보다 맛이 있어야 한다.

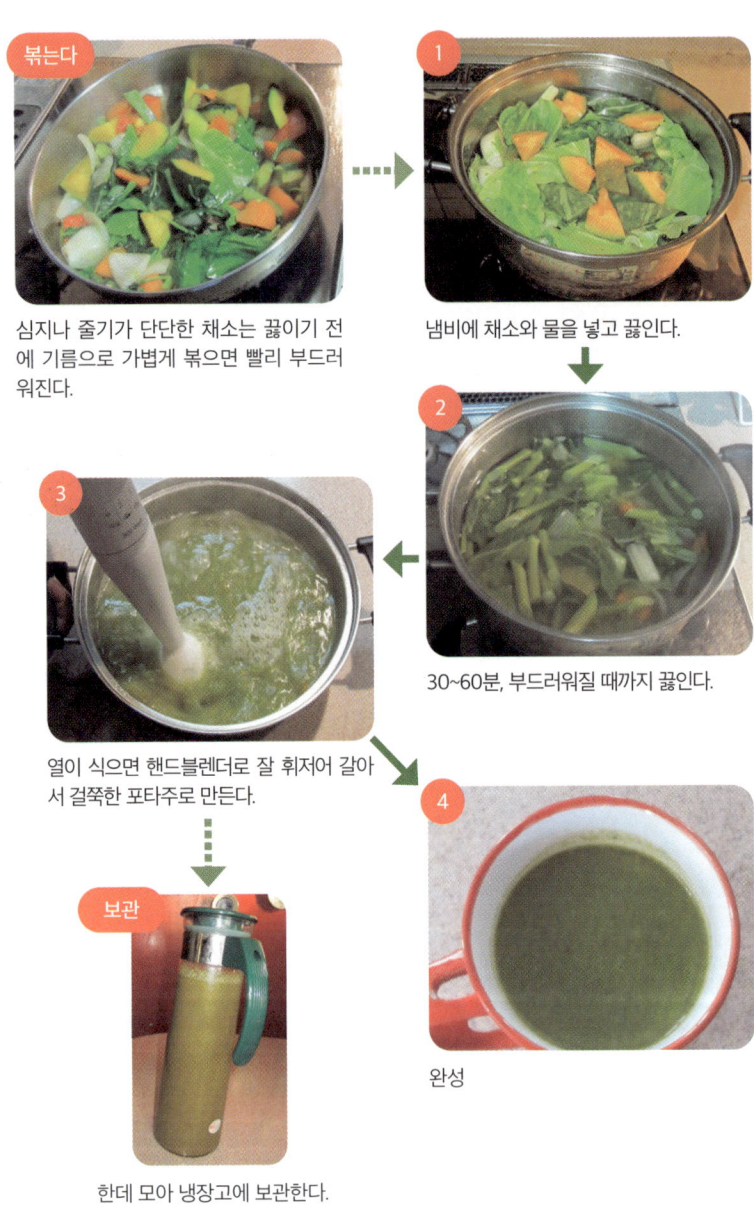

볶는다

심지나 줄기가 단단한 채소는 끓이기 전에 기름으로 가볍게 볶으면 빨리 부드러워진다.

1. 냄비에 채소와 물을 넣고 끓인다.

2. 30~60분, 부드러워질 때까지 끓인다.

3. 열이 식으면 핸드블렌더로 잘 휘저어 갈아서 걸쭉한 포타주로 만든다.

4. 완성

보관

한데 모아 냉장고에 보관한다.
이것이 이틀 치 분량

제3장

항암제 연구자인 내가 채소수프를 권하는 이유

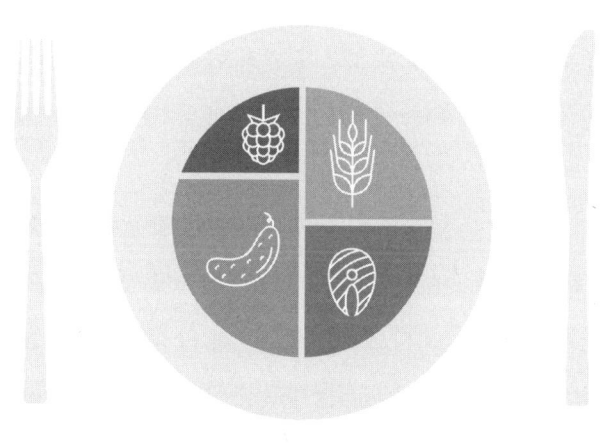

암 연구를 통해 밝혀낸 최선의 예방법은 채소수프로 활성산소의 독성을 제거하는 일

암 치료의 어려움을 통감해서 예방법에도 힘을 쏟다

"암을 예방할 수 있는 음식이 있을까?"

나는 50년 이상 암, 특히 암 치료에 관한 연구를 해왔다. 한편으로 암 예방 연구에도 주력해왔다. 그 결과 채소수프를 먹는 것이 최선의 암 예방법이라는 것을 알았다.

내가 암을 예방하는 연구를 하는 것은 본업인 항암제 연구와 개발에 종사하는 사람으로서 암 치료의 어려움을 통감했기 때문이다. 항암제를 사용하는 화학요법은 식욕부진, 구토, 탈모, 간장 장애, 신장 장애, 말초신경 장애 등 중대한 부작용을 동반한다. 원인은 약제가 암세포만이 아니라 정상 세포도 손상시킨다는 데에 있다. 또한 최신 항암제는 치료비가 비싸므로 원하는 대로 치료를 받지 못하는 문제도 발생한다.

암 치료 문제를 타파하기 위해 나는 정상 세포를 손상시키지 않고, 암세포에만 작용을 집중시키는 항암제 개발을 목표로 하고 있다. 암 치료법은 새로운 연구가 진행되면서 점점 발전하고 있지만, 역시 암에 걸리지 않는 것이 제일이다. 따라서 중요한 것은 예방이다.

암을 일으키는 것은 활성산소

암을 일으키는 방아쇠가 되는 것은 활성산소라는 맹독 물질이다. 활성산소의 '활성'은 단어만 봤을 때 보통의 산소보다 활성이 있고, 몸을 건강하게 해줄 것 같은 인상을 준다. 그러나 실제는 그 정반대로, 활성산소는 몸에 심각한 해를 주는 물질이다. 활성은 액티브(active, 활발한)라는 영어의 의미가 아니라 리액티브(reactive, 반응성이 강한)라는 의미다. 간단히 말하자면 다른 물질과 결합하기 쉬운 산소라는 뜻이다.

활성산소가 다른 물질과 결합하는 반응을 산화라고 한다. 산화는 주변에서 쉽게 볼 수 있는 현상이다. 사과를 잘라서 방치하면 갈변하고, 철이 공기(산소)에 계속 노출되면 녹슬어 너덜너덜해진다. 이것이 산화다.

이와 똑같은 일이 인간의 체내에서도 일어난다. 활성산소는 세포를 감싸고 있는 세포막이나 세포 속에 있는 유전자를 산화해서 손상시킨다. 활성산소는 체내에 침입해오는 바이러스나 세균을 살상하는 유용한 작용도 하지만, 오랫동안 지나치게 증가하면 건강에 피해를 준다.

우리가 호흡으로 들이마시는 산소 중 2~3%는 체내에서 활성산소로 변화한다. 그 외에 자외선, 방사선, 식품첨가물, 담배, 바이러스 감염, 수면 부족, 스트레스 등도 활성산소의 발생원이 된다.

인간의 몸에는 활성산소를 제거하는 항산화 물질을 만드는 작용, 즉 항산화력이 갖추어져 있어서 활성산소로부터 몸을 지킨다. 항산화력이 제대로 갖추어져 있으면 활성산소의 지나친 증가를 막을 수 있다.

그러나 나이를 먹으면 몸에 갖추어진 항산화력이 떨어져서 활성산소를 처리하지 못하게 된다. 그러면 활성산소가 마구 날뛰게 되어 정상적인 유전자나 세포가 손상되고 변이해서 암을 일으킨다. 활성산소는 암세포의 발생, 악성화, 증식, 전이에 이르는 모든 과정에 관여한다. 활성산소가 암 발생에 관여하고 있다는 것은 많은 연구를 통해 밝혀져 있다.

활성산소에 대항하려면
채소를 먹는 방법 외에는 없다

그렇다면 맹독인 활성산소에 대항하려면 어떻게 해야 할까? 내가 떠올린 것은 항산화 작용이 있는 물질을 음식을 통해 몸에 받아

들여 활성산소를 중화해서 제거하는 일이었다. 구체적으로 채소에 포함되어 있는 피토케미컬을 섭취하는 일이다. 피토케미컬은 자외선이나 해충 등에게서 자신을 방어하기 위해 식물이 만들어 내는 물질의 총칭으로 식물의 색소, 향기, 쓴맛 등을 구성하는 성분이다.

채소에는 강력한 항산화 작용이 있는 피토케미컬이 풍부하게 포함되어 있다. 인간은 피토케미컬을 만들 수 없기에 채소를 먹는 것 외에 활성산소에 대항할 효과적인 수단이 없다.

채소의 항산화 물질을 최대한 끌어내려면 조리법도 중요하다. 바로 채소를 가열해서 먹어야 한다. 채소를 끓이면 수프에 이런 성분이 듬뿍 녹아 나온다. 채소수프를 먹는 일로 활성산소에 대항하는 항산화력이 강화되는 것이다.

그래서 나는 채소수프야말로 암을 예방하는 최선책이라고 생각한다.

활성산소를 억제하는 채소수프는 샐러드보다 10배에서 100배까지도 강력하다

미국 문화가 유행하면서
생채소를 신봉하기 시작하다

활성산소를 제거하는 채소의 항산화 물질을 효율적으로 이용하려면 조리법이 중요하다. 나는 연구를 통해서 채소를 샐러드보다 수프로 만들어 먹는 것이 최선이라고 생각했다. 그 이유를 설명하겠다.

채소에 풍부한 피토케미컬은 암 예방의 주역이 되는 성분으로, 강력한 항산화 작용을 통해 활성산소를 제거한다. 피토케미컬이란 식물이 자외선이나 해충 등에게서 자신을 지키기 위해 만들어내는 물질의 총칭으로, 식물의 색소, 향기, 쓴맛 등을 구성하는 성분을 말한다. 대표적으로 토마토의 리코펜, 당근이나 단호박의 카로티노이드, 시금치의 루테인, 녹차의 카테킨 등이 있다.

병을 예방하기 위해 채소를 먹으라고 한다면 생채소를 샐러드로 먹는 사람이 많을 것이다. 샐러드 볼에 가득 담긴 채소를 와작와작 먹는 것이 몸에 좋다는 이미지가 세상에 뿌리내리고 있기 때문이다. 생채소를 신봉하는 것은 미국의 샐러드식이 보급되면서 여기저기에 널리 퍼졌다. 미국 문화가 유행하면서 샐러드가 식사에 기본으로 자리 잡은 것이다.

의외라고 생각할지도 모르지만, 중국, 러시아, 옛 프랑스 등지에서는 채소를 생으로 먹지 않았다. 중국은 기름에 볶는 것이 중심이고, 러시아나 프랑스는 수프에 넣거나 익혀 먹었으며, 우리 역시 익혀 먹거나 국물에 넣어 먹었다.

사실 피토케미컬을 가장 효율적으로 섭취하려면 샐러드가 아니라 채소를 가열해서 조리한 채소수프를 먹어야 한다.

채소의 세포벽을 파괴하지 않으면 유효 성분을 이용할 수 없다

피토케미컬의 대다수는 식물의 세포 속에 있다(72쪽 그림 참조). 세포를 감싸는 세포벽은 셀룰로오스(cellulose)라는 식이섬유로 구성되어 있는데, 이는 조금 깨무는 정도로는 파괴되지 않는 튼튼한 구조로 되어 있다. 한편 내부 세포막은 부드럽고, 파괴되기 쉽게 이루어져 있다. 세포벽과 세포막은 딱 자동차의 타이어와 튜브의 관계다.

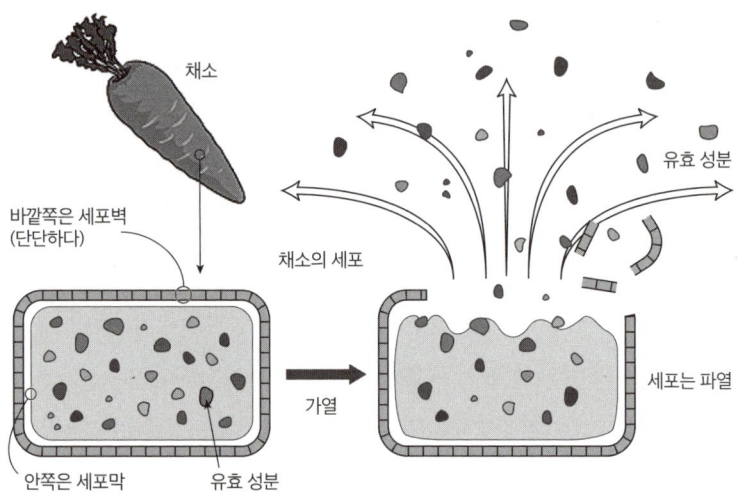

채소의 세포는 단단한 세포벽으로 둘러싸여 있어 조금 깨무는 정도로는 파괴되지 않는다. 그러나 5분 정도, 95~100℃의 뜨거운 물에 끓이면 세포벽이 붕괴되어 세포 내 성분의 80% 이상이 국물(수프)에 녹아 나온다. 즉 채소는 가열해서 수프로 만들어야 유효 성분을 훨씬 많이 흡수할 수 있다.

    피토케미컬을 끄집어내려면 이 단단한 세포벽을 무너뜨려야 하는데, 식칼로 썰어도 전부 파괴되지 않는다. 그러면 체내에 들어와도 셀룰로오스를 소화하지 못한다.

    견고한 세포벽을 파괴하는 가장 간단한 방법은 채소를 가열해서 수프로 만드는 것이다. 대개 5~10분 가열하면 세포가 파열해서 세포 내 유효 성분의 80%가량이 수프에 녹아 나온다.

수프는 유효 성분을 효율적으로
이용하는 방법이다

우리 실험에서 활성산소를 제거하는 채소의 작용은 생채소를 갈아낸 것보다 끓여낸 국물(채소수프)에서 10~100배나 강하다는 것이 밝혀졌다(74쪽 그림 참조). 수프 속에는 폴리페놀이나 플라보노이드, 카로티노이드 등 피토케미컬이 다량으로 녹아 있다. 게다가 비타민C, 엽산, 비타민K 등의 비타민과 미네랄도 풍부하다. 수프에 녹아든 유효 성분은 장에서 효율적으로 흡수되는 상태가 된다.

이에 비해 생채소는 유효 성분이 세포에서 충분히 방출되지 않고 세포 속에 머물러 있으므로 장에서 용이하게 흡수되지 않는다. 실제로 생채소를 먹은 후에 대변 검사를 시행하면 채소의 세포가 소화되지 않은 채 대변으로 배출되는 것을 관찰할 수 있다.

암을 비롯한 만병의 근원인 활성산소를 제거하고 병을 예방하려면 생채소가 아니라 채소수프를 먹는 것이 가장 좋다.

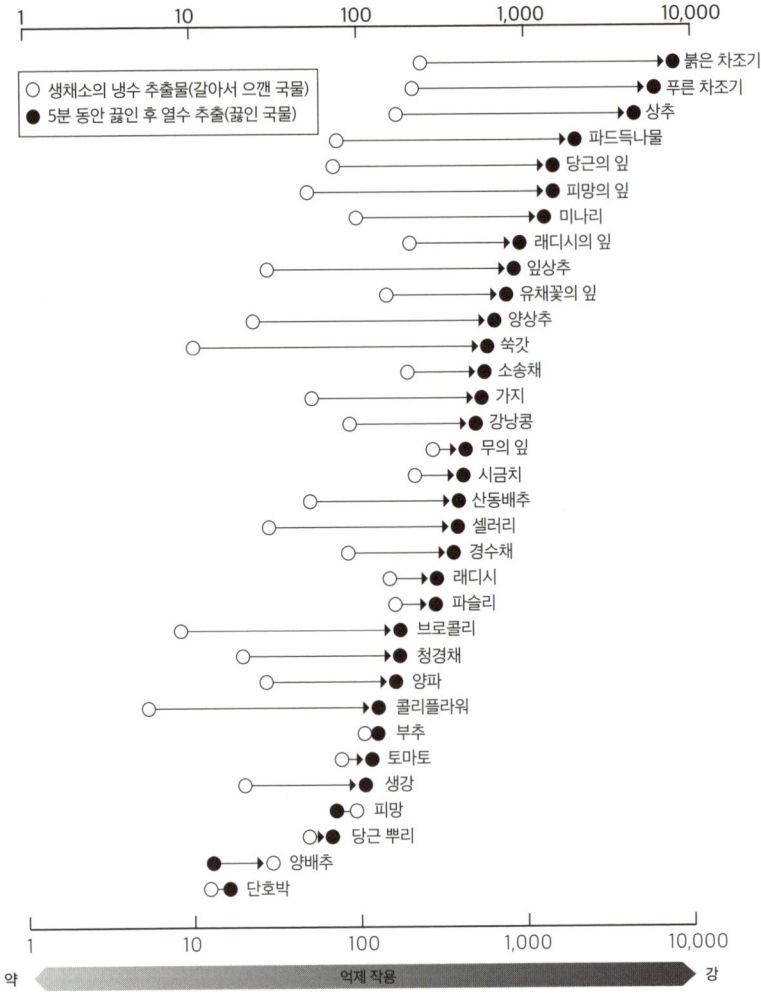

※ 생채소의 냉수 추출물과 채소를 5분 끓인 후의 열수 추출 성분으로 지질 라디칼에 대한 항산화력을 조사했다.
※ 숫자가 높을수록 활성이 강하다. 대부분의 채소는 끓인 후에 수프의 항산화력 수치가 상승한다.

가열해도 비타민C는 파괴되지 않고 수프에 남아 있다

예전부터 요리 프로그램을 보면 종종 "채소는 생으로 먹는 것이 가장 좋다."라고 말하는 장면이 있었다. 또한 채소를 가열하면 비타민C가 파괴되므로 비타민C를 섭취하려면 가열하지 말고 생채소 샐러드를 먹는 것이 중요하다고 믿어왔다.

그러나 이것은 어디까지나 실험실에서의 이야기다. 실험에서 비타민C(아스코르브산)를 녹인 물을 10~20분 팔팔 끓이면 90~100%의 비타민C가 산화해서 분해되어 영양가가 없어진다. 비타민C 혼자서는 열에 약한 것이 확실하다.

하지만 채소를 가열해서 수프로 만들 때는 이야기가 달라진다. 이때 비타민C는 비타민E나 폴리페놀 등 다양한 항산화 물질과 공존하고 있으므로 가열해도 분해되지 않고 태반이 남는다. 감자를 30분 동안 물에 넣고 끓여도 그 속의 비타민C는 60% 남아 있다. 채소를 통째로 가열할 때는 전혀 다른 답이 나오는 것이다.

다만 채소수프의 비타민C는 수프에 녹아 나오므로 수프를 마시도록 하자.

암 서바이버에게 추천하는 채소수프는
치료의 부작용을 줄이고 재발 방지를 돕는다

약이나 방사선에 따른
부작용을 줄이는 데 도움이 된다

일본은 지금 초고령 사회 도래와 함께 두 사람 중 한 명이 암에 걸리는 시대를 맞이했다. 아무리 건강한 생활을 해도 암에 걸릴 가능성이 있다. 만약 암을 경험해서 암 서바이버*가 되었다면 채소수프를 식생활에 도입하기 바란다. 암에 맞서고 치료를 통해 암을 극복하는 데 보탬이 될 것이다.

화학요법(항암제)이든 방사선 요법이든 어느 것이나 활성산소를 대량으로 발생시킨다. 항암제의 대다수는 활성산소를 발생시켜서 암세포를 죽이도록 만들어져 있기 때문이다. 앞서 말했듯이 항암제는 암세포를 죽일 뿐 아니라 정상적인 세포까지 죽이므로 구토, 구역질, 식욕부진, 탈모, 백혈구 등의 감소, 통증, 마비, 간 장애 등

• 암이라고 진단받아 치료 중이거나 치료를 끝낸 사람.

많은 부작용을 초래한다.

　방사선 요법도 마찬가지다. 방사선에서 발생하는 활성산소가 세포를 감싸는 세포막을 손상시켜서 세포를 파괴한다. 방사선 요법은 암의 병소를 정밀하게 노리지만, 현실적으로 방사선 때문에 발생한 활성산소가 광범위하게 피해를 끼친다. 폐암을 치료하기 위해 폐의 한정된 범위에 방사선을 쬐어도 구토, 탈모, 백혈구 감소, 빈혈 등이 발생한다. 암에 걸리는 것은 면역력이 떨어졌다는 것이다. 그런데 치료 과정에서 활성산소가 과도하게 증가하면 점점 더 몸이 약해진다.

　이렇게 치료 과정에서 발생한 활성산소의 피해에서 몸을 지키려면 항산화 물질이 풍부한 채소수프를 섭ㅋㄴ취하는 일이 중요하다. 채소수프를 먹으면 활성산소를 제거해서 부작용을 억제하는 효과를 기대할 수 있다. 부작용이 조금이라도 완화되면 환자는 효과적으로 치료를 지속할 수 있다.

면역력 증가나 체력 회복에도 도움이 된다

　건강할 때는 아무렇지 않게 음식을 먹었지만, 병에 걸리고 난 후에는 무엇을 먹으면 될지 몰라서 우왕좌왕한다. 이런 고민을 안고 있는 사람이 적지 않을 것이다. 암 치료를 끝낸 사람도 "뭔가 몸에 좋은 음식이 없을까요?"라고 종종 물어온다. 이런 사람에게 내가 권하는 것이 치료 후의 회복을 돕는 채소수프다. 채소수프를 믹서나 블렌더로 갈아서 걸쭉하게 만들면 위에 큰 부담을 주지 않고 쉽게 영양을 섭취할 수 있다.

포타주도 부담스럽다고 느끼는 사람은 채소(채소수프 건더기)를 건져내고 수프의 국물만 먹어도 상관없다. 수프에 녹아 나온 피토케미컬, 비타민, 미네랄, 식이섬유가 몸을 기운 나게 해준다. 피토케미컬에는 항산화 작용만이 아니라 면역력을 높이는 작용도 있다. 또한 식이섬유는 장내 유익균을 증가시켜서 면역력을 향상하는 데 한 역할을 담당한다. 물론 배변활동도 원활해진다.

수술 후 체력을 회복하는 데에도, 암 재발을 방지하는 데에도 채소수프는 효과적이다. 실제로 기분 좋은 소식을 들은 적이 있다. 미국인 친구 어머니가 위암에 걸렸는데 구마모토에서 내가 개발한 스만크스(SMANCS, 87쪽 칼럼 참조)로 치료를 해서 암이 소실되었다. 친구 어머니가 "미국에 돌아간 다음 무엇을 먹으면 될까요?"라고 궁금해하시기에 채소, 버섯, 콩류를 듬뿍 넣은 채소수프를 먹도록 조언했다. 그 후 친구 어머니는 건강하게 살면서 95세까지 천수를 누리셨다.

60대인 어느 남성은 대장암과 전립선암에 걸려서 항암제를 사용해도 남은 수명은 1년이라고 의사에게 선고받았다. 내가 채소수프를 권한 결과 남성은 시금치 등 녹황색 채소를 중심으로 한 수프와 비트 수프를 먹었고, 기름과 적색육은 피하도록 식단을 바꿨다.

시금치나 비트에는 혈관을 넓히는 성분이 풍부하다. 그 남성은 '채소수프를 먹으면 혈액 흐름이 좋아지는 것을 확실히 알 수 있다'라고 말해주었다. 그는 암과 공존하면서 그 후 10년이나 생활의 질을 떨어뜨리는 일 없이 평온하게 살 수 있었다.

흉악한 활성산소를 없애 세포의 암 변화를 방지하는 것을 실험으로 확인하다

병의 90%는 활성산소가 원인이다

많은 연구로 인해 활성산소는 암만이 아니라 노화나 다양한 병의 원인이라는 것이 밝혀졌다. 심장병, 고혈압, 당뇨병, 지질 이상증(고지혈증) 등의 생활습관병, 류머티즘, 알츠하이머, 아토피성 피부염 같은 알레르기 질환 등 병의 90%는 활성산소가 일으키고 있다.

가령 췌장의 β세포가 활성산소로 산화되면 혈액 중의 포도당을 세포 속으로 넣어주는 인슐린 생성에 문제가 생겨서 당뇨병 발생을 촉진한다. 그러면 고혈당 자체가 활성산소 발생원이 되어 산화의 연쇄작용이 멈추지 않는다.

또한 활성산소로 인해 만들어지는 물질에 과산화지질이라는 것이 있다. 세포막 지질이 산화되어 생기는 독소인데, 이것이 뇌에 붙으면 알츠하이머의 원인이 된다. 이외에도 피부 보습력이나 피부 장벽 기능을 떨어뜨려서 아토피성 피부염을 일으킨다. 또한 과산화지질과 단백질이 결합해서 생기는 노화 색소는 노인성 기미, 주름, 칙칙한 피부를 만든다.

활성산소가 만병을 초래한다고 하면 항산화 물질이 풍부한 채소수프는 만병의 예방에 도움이 된다고 말해도 과언이 아니다.

흉악한 활성산소도 채소수프가 억제한다

채소수프가 특히 믿음직스러운 것은 활성산소 중에서도 특히 흉악하고 살상력이 강한 지질 라디칼(lipid radical)을 제거할 수 있다는 점에 있다. 지질 라디칼은 앞서 말했던 과산화지질이 철과 반응해서 변화한 것이다.

지질 라디칼이 어째서 흉악하냐면 활성산소 중에서도 수명이 매우 길고, 체내를 빙글빙글 계속 돌면서 세포나 유전자를 손상시키기 때문이다. 대장의 대변 속에 지질 라디칼이 만성적으로 발생하면 대장염이 되고, 나아가 대장의 유전자를 손상시켜 대장암을 일으킨다.

채소수프가 이렇게 흉악하기 그지없는 지질 라디칼을 제거하고 유전자 손상이나 세포의 암 변화 촉진(암 발생 제2단계)을 억제한다는 것을 우리는 2013년의 실험을 통해 증명했다.●

● Carcinogenesis 2013 34 2833

고기나 기름을 먹을 때는
채소수프와 함께

   고기나 기름진 음식을 일상적으로 섭취하는 현대인은 지질 라디칼의 공격에 계속 노출된다. 지질이 많은 식사를 하면 혈액 중에 지질이 증가한다. 지질이 활성산소로 인해 산화되면 과산화지질이 생긴다. 내장에 쌓인 과산화지질은 적색육 등에 함유되어 있는 철과 반응해서 지질 라디칼로 변화한다.

   지질 라디칼은 세포막에 쉽게 들어가는 성질이 있고, 세포 내의 유전자 DNA나 유전자를 만드는 산소를 손상시켜서 갑자기 변이하거나 암을 일으킨다. 이것은 대장암뿐 아니라 온갖 암의 원인이 된다.

   동맥경화도 지질 라디칼이 방아쇠가 된다. 혈액 속을 흐르는 콜레스테롤이 지질 라디칼로 인해 산화되면 악성 콜레스테롤이 되어 동맥경화를 일으킨다. 동맥경화란 혈관이 딱딱해져서 혈관 안쪽이 좁아진 상태를 말한다. 그러면 혈액 흐름이 나빠져서 핏덩어리인 혈전이 쉽게 생기고 고혈압을 일으켜서 심근경색이나 뇌경색이 발생할 위험이 커진다. "사람은 혈관부터 늙는다."라고 하는 것도 틀림없이 동맥경화가 다양한 병을 끌어당기기 때문일 것이다. 그러므로 고기나 기름진 음식을 먹을 때는 채소수프를 함께 먹어서 지질 라디칼의 공격으로부터 몸을 보호하자.

> 칼럼 1

항암제 개발의 어려움과 나의 연구

■ 화학요법이 안고 있는 두 가지 문제

  오늘날 널리 쓰이는 항암제를 이용한 화학요법에는 크게 두 가지 문제가 있다. 하나는 심한 부작용이 발생한다는 점이다. 항암제는 암세포를 죽일 뿐 아니라 정상 세포에도 작용하므로 백혈구 감소, 구토, 구역질, 식욕부진, 탈수, 손발 저림, 설사 등의 부작용을 초래하여 환자의 생활의 질(QOL)을 떨어뜨린다. 그래서 투여량을 늘릴 수 없다. 다른 하나는 항암제로 효과를 얻지 못하는 환자가 적잖이 있다는 점이다.

  첫째 원인은 항암제가 암에 도달하기 어렵다는 점에 있다. 어째서 도달하기 어려운 것일까? 그것은 암을 둘러싼 혈관의 대다수에 혈전(혈액 덩어리)이 생겨서 혈관이 막히기 때문이다. 그래서 점적 주사를 통해 항암제를 혈관으로 투여해도 약제는 전신으로 퍼져서 암에 쉽게 작용하지 못한다.

  그래서 암세포 특유의 유전자를 겨냥하는 분자 표적약도 개발되었는데, 치료효과는 신통치 않았다. 표적이 되는 암세포의 유전자가 항상 변하기 때문이다. 이것이 또 하나의 원인이다. 혈액암 이외의 고형암은 암의 유전자가 100종 이상, 경우에 따라서는 몇 백종으로 변이한다. 따라서 그렇게 해서는 타깃이 정해지지 않아서 제대로 겨냥할 수 없다. 게다가 암세포가 살아남으려고 해서 약에 내성이 생기는 일도 효과를 얻지 못하는 원인이 된다. 변이를 점차 반복해서 항암제에 저항하는 암세포로 바뀌는 것이다.

항암제의 과제를 극복하기 위해 내가 목표로 해온 것이 정상적인 세포를 손상시키지 않고 암세포에만 약제 작용을 집중시키는 항암제다.

■ 암 조직과 정상적인 조직은 혈관 구조가 다르다

애당초 암세포라고 해도 정상 세포가 갑자기 변이했을 뿐 기본적으로는 사람의 세포이며, 거의 비슷하다. 따라서 암세포에만 있는 것을 찾아내는 것은 간단하지 않다.

그래도 정상적인 세포와 암세포의 차이가 무엇인지, 암세포에만 약의 효과를 집중시키려면 어떻게 해야 할지 생각하면서 시행착오를 거듭했다. 그렇게 해서 발견한 것이 정상적인 조직 혈관과 암조직 혈관에 구조적으로 차이가 있다는 점이었다. 정상적인 조직 혈관 벽은 규칙적이고 작은 틈새밖에 없지만, 암 조직의 혈관은 생김새가 조잡하고 혈관 벽에 큰 틈새가 많았다. 이 차이를 이용할 수 없을까 생각했다.

정상적인 조직의 혈관은 틈새가 작아서 사이즈가 큰 분자(고분자)는 혈관 내에서 벽 바깥으로 빠져나갈 수 없지만, 암 조직의 혈관은 큰 틈새가 많아서 고분자도 바깥으로 새어 나온다. 기존의 저분자 항암제는 온몸의 정상적인 혈관에서 여기저기로 새어 나와서 그것이 독성(부작용)이 된 것이다.

■ 암세포만을 노리는 항암제

그래서 생각한 것이 지금까지의 저분자 항암제와 달리 고분자 물질에 항암제를 붙여서 암 조직에 보내는 방법이다. 즉 고분자인 항암제를 혈관으로 투여하면 혈류를 타고 체내를 순환하는 동안에 커다란 틈새가 열려 있는 암 조직의 혈관으로 새어 나와서 암 조직에만 약제가 집중된다.

일반적으로 정상 조직의 혈관에서 새어 나오는 물질은 림프관이 중간에서 며칠 동안 천천히 회수한다. 근데 암 조직 주변에는 림프관이 발달하지 않아서 혈관에서 새어 나온 고분자 약제가 회수되지 못하고 암 조직에 길게 머무르면서 효과를 계속 발휘한다. 나는 이것을 EPR 효과*라고 이름 붙였다.

EPR 효과란?

정상적인 혈관과 암 혈관의 구조 차이

■ **정상적인 조직의 혈관**
⇨ 틈새가 작다
고분자 약제는 새지 않는다

■ **암 조직의 혈관**
⇨ 틈새가 크다
고분자 약제도 새어 나온다
새어 나온 약제는 암 조직에 모여 장기간 머두

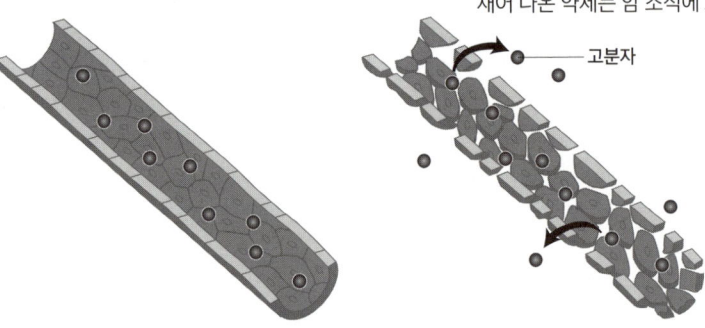

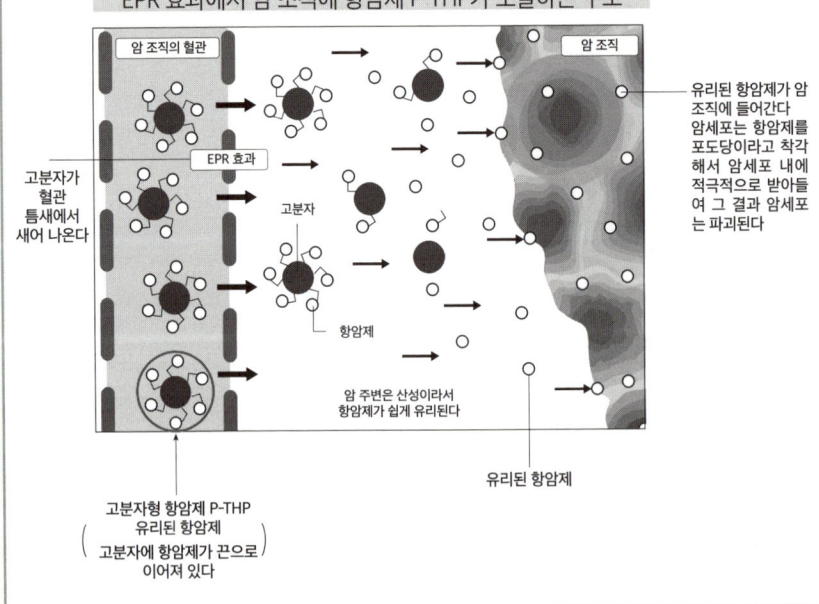

제3장 항암제 연구자인 내가 채소수프를 권하는 이유

고분자 항암제는 암세포를 겨냥할 수 있다. 게다가 고분자 항암제는 정상적인 혈관 벽에서는 새어 나오지 않으므로 정상적인 세포를 손상시키는 부작용이 거의 없다. 환자에게 해를 가하지 않고 암에 효과를 발휘한다는 큰 이점이 있는 것이다.

나는 1986년 미국의 암 전문지 〈캔서 리서치(Cancer Research)〉에 EPR 효과를 발표했다. 1993년에는 내가 발명한 세계 첫 고분자형 항암제 스만크스가 일본 후생성에 승인을 받아서, 부작용 없는 항암제를 만든다는 당초의 목표를 달성했다. 그 후 약제의 작용과 치료 현장에서의 편리함을 개선한 고분자형 항암제 P-THP를 새롭게 개발하고 실용화를 목표로 하고 있다.

게다가 현재 나는 광조사 요법이라는 치료법 개발도 진행하고 있다. 빛에 반응하는 고분자 화합물을 EPR 효과를 이용해서 암 조직에 모은 후에 빛을 대 고분자 화합물에서 활성산소를 발생시켜 활성산소로 암을 선택해서 집중적으로 공격하는 방법이다. 현재 이 새로운 치료법의 실용화도 목표로 하고 있다.

- 고분자나 지방구가 나타나는 암 조직에서의 선택적인 혈관 투과성·집적성, 암 국소에 장기간 체류하는 성질(효과)
  Enhanced Permeability and Retention effect of macromolecules and lipids

칼럼 2

강압제나 항암제 효과에 뒤떨어지지 않는 운동의 효과

■ **사용하지 않는 기관이나 조직은 취약해진다**

사람도 동물도 몸을 움직여야 몸의 대사가 원활하게 돌아가도록 태어났다. 이코노미 클래스 증후군은 그야말로 사람이 몸을 움직이지 않는 상태에서 오래 있으면 일어나는 상징적인 현상이다. 고령자가 골절 등으로 장기 입원하면 활동량이 줄어들어 근육이 줄어들고, 일어서는 것도 힘겨워진다. 당연히, 인간은 움직여서 몸의 기능을 정상적으로 유지해야 한다.

일반적으로 땅 위에 사는 사람의 몸은 인력에 따른 몸의 중력을 거스르고 근육을 발달시켜 버티고 있는 것이다. 따라서 중력이 없는 우주에서 지낸 우주비행사가 땅 위로 귀환했을 때는 자력으로 기립하지 못할 정도로 약해진다. 생리학에서는 사용하지 않는 기관이나 조직이 점차 취약해지는 현상을 폐용성 위축(inactive atrophy)이라고 부른다.

운동 중에서 질병 예방 효과가 특히 높은 것은 산소를 받아들이면서 하는 유산소 운동이다. 유산소 운동을 하는 사람일수록 암,

고혈압, 당뇨병의 발생 위험이 줄어든다는 연구 데이터가 있다. 이런 저하율은 항암제나 강압제의 유효성과 비교해도 뒤떨어지지 않는다.

습관적으로 유산소 운동을 하면 혈액을 전신에 순환시키는 심장의 기능과 산소를 받아들이는 폐의 기능(심폐기능)이 향상된다. 심폐기능이 높은 사람일수록 사망률이 낮다. 심폐기능이 높아지면 혈액 순환이 좋아져서 산소와 영양이 세포에 윤택하게 공급되어 내장 기관 기능이 향상하고, 면역력도 높아진다. 병에 대한 저항력이 길러지므로 병에 걸려도 위중한 상태가 되지 않는다.

그러나 운동을 많이 한다고 극적으로 오래 사는 것은 아니다. 고령자나 운동 경험이 적은 사람에게 과도한 운동은 오히려 독이 될 수도 있다. 따라서 자기 몸 상태에 맞게 운동을 지속하는 것이 현실적이다. 일단은 가벼운 운동을 지속해보자.

■ 적당한 운동은 강압제와 같은 효과가 있다

몸에 가는 부담이 적고 집중할 수 있으며, 효과가 높은 대표적인 운동은 걷기다. 걸으면 심박수가 증가해서 혈류량이 증가한다. 그러면 혈관의 내피세포(혈관의 가장 내측에 있는 세포)와 적혈구 사이에 마찰이 증가하는데, 이것이 자극이 되어 내피세포에서 혈관을 넓히는 일산화질소(NO)가 분비되어 혈류가 더욱 원활해진다(131쪽 참조).

　혈관과 적혈구의 마찰에 따라 NO가 생겨나고 혈류가 개선되는 것을 발견한 사람은 2년 전까지 하버드 대학 의학 부장이었던 나의 친구 토머스 미첼(Thomas Mitchell) 교수다. 그의 발견으로 적당한 운동은 혈압을 떨어뜨리는 강압제와 같은 효과가 있음을 알게 되었다. 역시 운동은 약이라고 말해도 과언이 아니다.

　질병 예방이나 건강 증진에 효과적인 것은 걷기 외에 국민 체조, 수영 등의 유산소 운동이다. 조금 익숙해지면 근육에 저항을 거는 스쿼트나 덤벨 체조 등도 시도해보면 좋을 것이다. 그러면 근육이 강해지고 지구력이 향상돼서 쉽게 피로하지 않게 된다. 근육을 움직이면 노폐물을 배출하는 림프의 흐름도 좋아지고, 붓기가 해소된다.

　거의 30년 동안 나도 매일 아침 운동을 빼먹지 않았다. 가벼운 운동을 하는 것은 내 오랜 습관이며, 이를 통해 컨디션 관리나 스트레스 해소에 확실히 도움이 되는 것을 실감하고 있다. 금연은 물론이고, 식사와 운동은 암을 예방하는 든든한 두 기둥이다.

> 칼럼 3

마음가짐과 암 예방 및 치료

■ 정신적 스트레스는 대량의 활성산소를 발생시킨다

　암을 예방하려면 마음가짐도 중요하다. 암 환자의 이야기를 들어 보면 병에 걸리기 전에 오랫동안 스트레스에 시달렸던 사람이 많다. 일에 관련된 문제, 부부나 부모 자식 사이의 갈등, 직장의 인간관계, 경제 문제 등 스트레스를 일으키는 원인은 참으로 다양하다.
　이렇게 과도한 스트레스는 건강을 해치는 원인이 된다. 스트레스는 내장 기관과 혈관을 조절하는 자율신경의 균형을 무너뜨린다. 그 결과 혈류가 나빠지고, 혈압이 상승하며, 면역력도 떨어진다. 오랜 기간 받은 정신적 스트레스는 대량의 활성산소를 발생시킨다.
　미국에 〈캔서 리서치〉라는 암 전문지가 있다. 그곳에 몇 년 전 암 환자의 예후(치료 후의 생존율)를 조사한 기사가 실렸다. 환자의 가족이나 친구가 매일 병문안을 온 사람, 일주일에 2~3번 온 사람, 일주일에 한 번 온 사람, 전혀 없는 사람을 비교한 결과, 매일 가족이나 친구가 병문안을 오는 사람은 항암제 치료만 한 그룹보다 확실히 더 오래 생존했다는 내용이었다. 주변 사람들 응원으로 환자의 마음이 평온하게 유지된 것이 몸에 좋은 영향을 준 것이다. 이렇게 마음가짐은 항암제 치료 효과까지 좌우한다고 해도 과언이 아니다.

■ 몸을 움직이면 기분이 좋아지는 호르몬이 나온다

우리가 사회생활을 하는 이상 스트레스와 담을 쌓고 살 수는 없다. 그래서 스트레스에 대처하는 효과적인 방법으로 몸을 움직이는 것을 추천한다.

쓰쿠바(筑波) 대학의 소야 히데아키(征矢英昭) 교수의 연구에 따르면, 가벼운 운동을 하면 뇌의 전두전야나 해마의 기능이 활발해지고 실행 기능과 기억·인지 기능이 높아지며, 의욕적이고 즐거운 감정이 고조된다는 것이 밝혀졌다. 즉 운동을 하면 기분이 밝아진다는 뜻이다.

암 환자는 다양한 불안을 안고 우울해지는 경향이 있다. 그러니 움직일 수 있는 사람은 걷기나 태극권 같은 유산소 운동, 혹은 청소, 정원 가꾸기, 텃밭 일구기 등을 하면서 일단 몸을 움직이자. 그러면 기분을 좋게 하는 엔도르핀(endorphin)처럼 모르핀 효과가 있는 물질이 체내에 분비되어 스트레스를 쉽게 해소할 수 있다. 엔도르핀의 어원은 내인성 모르핀이라는 의미로, 운동을 하면 체내에서 모르핀의 생성이 촉진된다.

몸을 움직이는 것이 귀찮은 사람은 손가락과 발가락을 움직이는 등 간단한 스트레칭을 해도 상관없다. 움직이는 부위를 의식하면서 스트레칭을 하면 혈류가 증가하고 몸이 풀려서 기분도 좋아진다. 스트레스를 잘 피하면 암의 예방이나 치료에 도움이 된다.

스트레스를 쌓아놓지 않으려면 마음가짐을 바꾸려는 노력도 필요하다. 예를 들어 B라는 사람이 스트레스 원천이라면 'B의 탓으로 병에 걸리는 건 정말 바보 같은 일이야'라고 자각하기만 해도 과도하게 고민하지 않게 된다. B와 조금 거리를 두는 것도 좋다. 마음가짐 하나로 보는 눈이 상당히 달라지고 스트레스가 가벼워진다.

하나 더, 반드시 여러분에게 전달하고 싶은 것이 있다. 채소수프, 운동 등 몸에 좋다는 것을 받아들이는 일도 물론 중요하지만, 생활 속에서 나쁜 습관을 하나씩 줄여가는 것이 더 중요할 수도 있다. 무언가를 얻으려고만 하지 말고 줄이고, 버리고, 멈춘다는 사고방식이 중요하다. 이것이 스트레스를 완화하는 길로 이어질 것이다.

제4장

―

어린아이부터 고령자까지
약한 몸에 기운을 주는
메디컬 수프

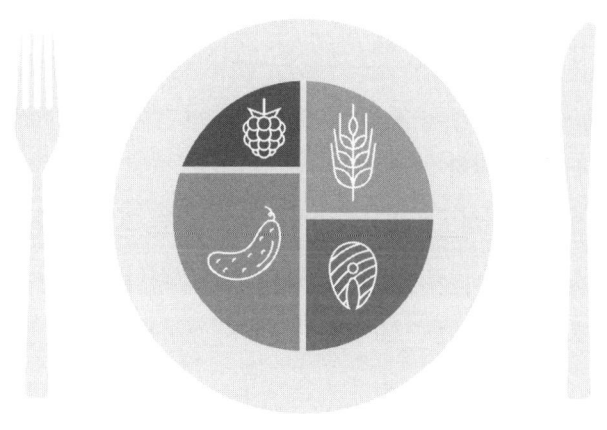

채소수프는 잘 먹지 못하는 환자나 고령자에게 기운을 북돋아주는 메디컬 수프다

먹지 못하는 사람이라도 무리하지 않고 영양을 섭취할 수 있다

우리는 음식을 통해 섭취하는 영양을 소화하고 흡수해서 에너지로 바꾸고, 근육·뼈·내장 등 몸의 조직을 만드는 재료로 사용하거나, 몸 상태를 정상화하기도 한다.

음식은 생명의 원천이다. 투병 중이나 치료를 받고 난 다음에는 체력을 기르기 위해 상당한 영양이 필요하다. 그러나 위장이 쇠약하거나 치료의 부작용 등으로 식욕이 떨어져 식사를 할 수 없는 사람이 많다. 또한 어떤 병 때문에 혹은 식도, 위, 대장 그 외의 수술로 고형물을 먹을 수 없는 환자도 있다. 그 경우는 자칫하면 영양실조에 걸릴 수도 있다. 그런 경우 수프 같은 액상식품을 마시면서 많은 영양소를 섭취하고 싶을 것이다.

일반적으로 점적주사만으로 최소 칼로리(1500~1600kcal)를 얻기는 쉽지 않다. 칼로리를 늘리기 위해 지방을 첨가한 고칼로리 수액이 있지만, 이것 역시 항산화 물질과 그 외 유용한 영양을 많이 함유한 자연식에는 필적할 수 없다. 고칼로리 수액은 드물게 혈관 색전을 일으키기도 한다.

원하는 대로 먹지 못하는 사람이라도 무리하지 않고 영양을 섭취해서 체력을 유지하고 회복할 수 있는 메디컬 수프로 나는 채소 수프를 추천하고 싶다. 채소수프는 필수 영양소를 많이 함유하고 있고, 장에서 쉽게 흡수되므로 메디컬 수프라고 할 수 있다.

몸 상태가 좋지 않은 사람이 있는 가정에서 매일 식사를 만들기는 어렵다. 채소수프는 만들어두었다가 바로 먹을 수 있으며, 원하는 맛으로 변형할 수 있으므로 식사를 준비하는 사람도 마음이 편해진다. 물론 가정의 건강 유지에도 도움이 된다.

그렇다면 고형물을 먹을 수 없는 원인에는 무엇이 있을까? 예를 들어 설명하겠다.

항암제로 인한 식욕 부진

나에게 상담을 받으러 오는 환자의 사연 중에 가장 많은 것이 항암제 부작용에 따른 식욕 저하다. 환자와 이야기를 나누어 보면 "식욕이 없어서 먹지를 못합니다. 하지만 마시는 것은 어떻게든 할 수 있어요."라고 말하는 목소리가 많았다.

그래서 채소수프가 필요하다. 이런 경우에는 채소만 고집하지 말고 향신료나 조미료를 이용하거나 맛국물을 활용해서 식욕이 나도록 궁리해보자. 더운 여름에는 수프를 차갑게 하면 입에 잘 맞아서 마시기 쉽다는 사람도 있다.

항암제 치료 중에 수프를 마시기 시작했더니 백혈구가 줄어들지 않게 되어 치료를 지속할 수 있었다는 이야기도 들었다.

식도나 위장 수술 후의 영양 보충

식도암 수술에서는 위장 등의 다른 장기를 이용해서 새로운 식도를 만드는 탓에 수술 후 한동안 음식이 내려가지 않거나 유동식밖에 먹지 못하는 등의 후유증이 이어진다. 또한 위암으로 위 절제 수술을 받은 경우에도 위의 기능을 잃거나 위가 작아져서 원하는 대로 먹을 수 없고, 식욕이 솟지 않는 등 안 좋은 상태가 된다.

이런 수술 후의 고민에는 채소를 오래 가열하고 믹서로 갈아 걸쭉하게 만든 채소수프가 도움이 된다. 우엉 등 섬유질이 많은 것은 피하고 당근, 단호박, 시금치, 소송채 등 위장에 자극이 적은 채소를 사용하면 좋을 것이다.

대장 폴립 절제 수술 후 1~2일은 고형물 섭취가 금지되고, 물이나 차를 마셔야 한다. 3일째 이후 미음, 묽은 죽을 먹고 그 후 보통 음식으로 돌아간다. 고형식을 먹을 수 없는 동안에는 물만 마시지 말고 건더기를 건져낸 채소수프를 마시면 영양을 섭취할 수 있어 몸의 회복을 돕는다.

간장병 있는 사람의 단백질 보충

간에는 단백질이나 당질, 지질 등의 영양을 체내에 이용할 수 있는 형태로 바꾸는 기능, 알코올·암모니아 등의 독소를 분해해서 무독화하는 기능, 지방의 소화와 흡수를 돕는 담즙을 만드는 기능 등이 있다.

간장병이나 간암, 이런 병이 진행되어 간부전이 되면 간 기능이 떨어진다. 간 기능이 떨어져서 암모니아를 해독하지 못하게 되면 간 대신 근육이 그 처리를 맡는다. 이때 근육의 에너지원으로 BCAA라고 불리는 아미노산이 사용된다. 또한 간의 당질 저장량이 줄어 에너지가 부족할 때도 BCAA가 사용되므로 BCAA의 양이 부족하다.

BCAA란 아미노산의 종류인 발린(valine), 류신(leucine), 아이소루신(isoleucine)의 총칭이다. 이런 아미노산은 몸속에서 만들어지지 않으므로 필수 아미노산이라고 부른다. BCAA는 아미노산 중에서도 근육의 에너지원이나 근육의 유지, 증량에 무엇보다 중요하게 작용하는 아미노산이다.

간장병인 사람에게 BCAA를 보충하기 위한 영양 보조제도 있지만, 맛이 없다는 것이 난점이다. 그래서 추천하고 싶은 것이 닭고기로 육수를 내어 채소수프를 만드는 일이다. 닭고기는 BCAA가 풍부하므로 맛있게 먹을 수 있고 영양 상태도 개선된다.

채소수프에는 항염증 성분이 많이 함유되어 있어, 간 속에서 생기는 염증을 억제하는 효과도 기대할 수 있다. 또한 채소수프에 풍부한 식이섬유는 배변활동을 정상화하고, 유해균의 증식을 막아 암모니아 발생을 억제한다. 이것은 암모니아의 해독 능력이 떨어진 간을 돕는 일로 이어진다.

아이의 설사에 따른 탈수 예방

아이가 걸리기 쉬운 감염성 위장염은 바이러스가 장 속에 들어가서 일어난다. 설사나 구토를 반복해서 수분을 잃으면 탈수가 쉽게 일어난다. 이때는 수분과 나트륨을 보충해주는 것이 중요하다. 따라서 채소수프의 국물(건더기는 사용하지 않는다)과 소금 약간을 넣은 미음을 만들어 먹게 하면 좋다.

전 도쿄대학 농학부의 아라이 소이치(荒井宗一) 교수의 연구를 통해 쌀에는 장관 바이러스를 격퇴하는 오리자시스타틴(Oryzacystatin)이라는 물질이 들어 있다는 것이 확인되었다. 오리자시스타틴은 열에 강하여 쌀을 가열해도 파괴되지 않으므로 미음으로 섭취할 수 있다. 아라이 연구실과 우리는 오리자시스타틴이 바이러스를 억제한다는 사실을 발견했다.[*]

따라서 채소수프와 소금을 넣은 미음으로 영양과 나트륨을 보충해서 탈수를 방지하고, 나아가 장내 바이러스 증식을 억제하는 효과를 기대할 수 있다.

* Kondo.H.외. FEBS Letter 299 (1) 48-50 (1992)

식이섬유는 설사를 악화시킬 가능성이 있으므로 설사가 나을 때까지는 채소수프의 건더기는 빼내는 편이 낫다. 그리고 미음에 넣는 소금은 정제염이 아니라 미네랄 성분이 풍부한 자연염으로 하면 좋을 것이다.

고령자나 간호인의 저영양 예방

사람은 나이를 먹어가면서 씹는 힘이나 마시는 힘이 떨어진다. 덧붙여 틀니가 맞지 않거나, 타액의 감소, 내장 기능의 저하, 치료약의 부작용, 혼자서 식사하는 고독감, 치매 등 다수의 요인이 겹쳐서 음식을 먹기 힘들고 식욕이 떨어지게 된다.

이런 상태가 지속되어 서서히 식사량이 줄어들면 몸을 움직이기 위해 필요한 에너지와 근육이나 뼈를 만드는 단백질이 부족한 저영양 상태가 된다. 영양을 섭취하지 않으면 체력이 떨어지고 근육이 줄어들어 일상생활 동작이 자유롭게 되지 않는다. 몸을 움직이지 않아 외출이 줄어들고, 걷지 않게 되면 점점 걷지 못하게 되는 악순환이 발생한다.

이런 사람도 목 넘김이 좋은 포타주 형태로 채소수프를 만들면 쉽게 먹을 수 있다. 먹는 양이 줄어들면 수분 섭취량도 줄어드는데, 수프에서 수분을 보충할 수 있다. 영양을 더하려면 단백질과 그 외의 영양분이 많은 닭 뼈 수프에 채소를 넣고 끓인 뒤 빵을 작게 떼어 넣고 먹는 것도 추천한다.

먹는 일은 인생의 커다란 즐거움이다. 맛있는 것을 먹으면 기분이 좋아지고, 그러면 자연히 얼굴이 피어난다. 먹는 힘이 약해진 사람도 채소수프로 먹는 즐거움을 되찾을 수 있다. 그런데 가족을 간호하는 사람은 열심히 환자를 돌본 나머지 자신의 식사를 적당히 넘기기도 한다. 이때 식사에 채소수프를 더하면 영양의 균형이 좋아지므로 자신의 건강도 관리할 수 있다.

이렇다 할 병이 없어도 하루의 끝에, 혹은 일이나 운동을 한 후에 몸에 피곤이 쌓여 기력이 떨어지는 일은 누구나 느꼈을 것이다. 그럴 때는 집에 돌아가서 서둘러 한 잔의 채소수프를 마셔보자. 채소수프가 피로한 몸과 마음을 위로해준다.

간장병 등으로 칼륨 섭취에 제한이 있는 사람은 채소수프에도 주의가 필요할 수 있으니 주치의에게 문의하자.

칼럼 4

식품 성분의 표시와 생체 흡수성에 대하여

　식품 분석표나 각 식품(상품)의 영양 분석치(예를 들어 시판하는 채소주스 등)에 표시된 비타민 등의 각 영양 성분 수치는 그곳에 함유되어 있다는 점에서는 옳지만, 그것이 100% 그대로 몸에 흡수되느냐고 하면 전혀 그렇지 않다고 할 수 있다. 즉 그 성분이 몸에 흡수되는 상태에 있다고 단정할 수 없는 것이다.

　가령 생 당근을 그대로 갈아먹는다고 해도 그 안에 함유된 β-카로틴의 흡수율은 고작 5~10%이다. 비타민제를 먹은 경우 소비자는 그 정제가 장내에서 용해되어 흡수된다고 믿고 있다. 그러나 극단적인 예를 들자면, 어느 연구 결과 시판되는 비타민제가 용해되지 않고 정제가 그대로 배설된 사례조차 있다. 그래서 약제학에서는 각 정제의 용해도 시험이 중요한 항목으로 여겨진다.

　채소를 수프로 만들면 채소의 유효성분이 용해되어 장에서 흡수하기 쉬운 상태가 되므로 생체에서의 이용률이 월등히 높아진다.

칼럼 5

영양 보충을 위한 메디컬 수프에는 시판 제품도 활용해보자

　이 책은 임상의학서가 아니므로 상세한 설명은 피하겠지만, 앞서 언급했듯이 어떤 이유 때문에 입으로 고형물 음식을 먹지 못하면 영양실조가 되기도 한다. 다음은 그렇게 입으로 고형물 식품(영양물)을 섭취하기가 곤란한 사람에게 하는 조언이다.

　이런 사람이 기본적인 영양소를 받아들이려면 닭 뼈나 어패류의 수프를 베이스로 하고 채소를 넣는(52쪽부터 나오는 수프나 62쪽의 스페인 바스크 지방의 수프도 참조) 식으로 궁리해볼 필요가 있다.

　닭 뼈나 생선뼈에는 각종 아미노산과 단백질(콜라겐), 지질도 함유되어 있고, 맛도 좋으므로 추천한다. 특히 혈관이나 피부를 구성하는 콜라겐이 가득 들어 있다. 미용과 건강에 좋은 것은 말할 것도 없다.

　닭 뼈를 준비하는 것이 번거로운 경우에는 시판하는 치킨수프를 이용해서 채소수프를 만들어도 편리하다. 현재 분말부터 동결건조품까지 여러 종류가 판매되고 있다.

제5장

몸 상태가 좋아지고 병이 개선된 독자들의 채소수프 체험담

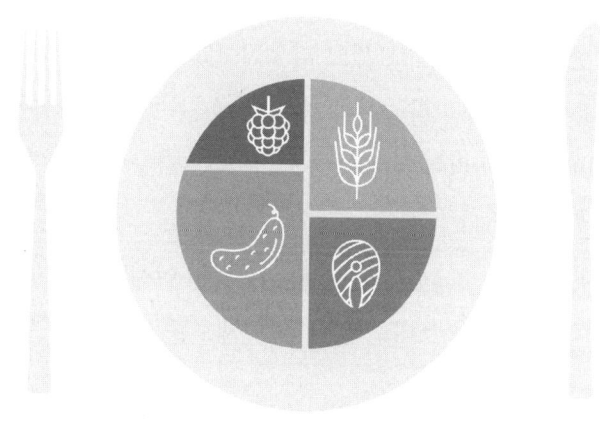

모든 사람에게 탁월한 효능은 아니지만 채소수프는 확실히 효과적이다

구마모토 대학 명예교수 마에다 히로시

채소수프를 습관적으로 먹는 것이 큰 도움이 된다

지난 저서 《최강의 야채수프》를 읽은 여러분이 편집부에 보내준 체험담과 반응은 아주 흥미로웠고 감동적이었다. 채소수프가 병 예방에 도움이 되기를 바라는 나에게 "주변에 있는 채소로 간단히 만들 수 있어서 무리 없이 지속할 수 있다."라는 감상이 많았던 것은 매우 기쁜 일이었다.

채소를 먹는 것의 중요성은 이미 많은 사람이 이해하고 있을 것이다. 그러나 독자들이 보내준 엽서에는 "채소를 먹고 있는 듯해도 사실 별로 먹고 있지 않았다." "생채소는 많이 먹을 수 없다." "채소 섭취가 부족하다는 것을 절실히 느꼈는데, 채소수프는 지속할 수 있을 것 같다."라는 말이 많았다. 이렇게 실제로 채소를 충분히 먹지 않는 사람이 많았나 싶었다. 이것을 기회로 꼭 채소수프 먹는 것을 습관으로 해주기를 바란다. 습관적으로 지속해야 채소의 힘을 실감할 수 있다.

채소수프 효과에는 개인차가 있다

다만, 하나 덧붙이고 싶은 말이 있다. 독자들이 보내준 체험담은 진실을 전하고 있지만, 어디까지나 개인의 체험이며 그것이 모든 사람에게 적용된다고 단정할 수 없다. 체질, 병의 정도, 증상, 생활습관 등 개개인에게는 각각 다른 배경이 있기 때문이다. 'A씨가 이렇게 되었으니까 나도 똑같이 될 것이다'라고 단정할 수 없다는 뜻이다. 사람의 수만큼 개인차가 발생한다.

그래도 확실히 말할 수 있는 것은 채소수프는 몸 상태를 조절해서 다양한 병 예방에 도움이 된다는 점이다. 그러니 초조하게 효과를 기다리지 말고, 편한 마음으로 채소수프가 있는 생활을 즐기기 바란다.

유방암 재발 예방에 채소수프 활용!
자연치유력 높이는 에너지를 느꼈다

닛코리 자력정체 주재 오노 게이코(大野敬子)

몸에 갖추어진 스스로를 치유하는 힘

내가 채소수프를 마시게 된 것은 2018년 1월의 일이다. 내가 가르침을 받고 있는 자력정체˙의 창시자 야가미 유(矢上裕) 선생에게 마에다 히로시 선생의 저서 《최강의 야채수프》를 소개받은 것이 계기였다. 야가미 선생은 본인도 암 예방을 위해 항상 채소수프를 먹고 있다고 했다.

"50세가 지나면 암은 누구에게나 생길 수 있으므로 예방을 합시다. 괜찮다면 여러분도 수프를 먹어보세요."

암을 경험한 나는 선생의 이 한마디에 재빨리 수프를 마시기 시작했고, 기분 좋은 변화를 몇 가지나 느낄 수 있었다.

- 야가미 예방의학 연구소의 소장인 야가미 유 씨가 고안한, 자력으로 시행하는 정체 건강법. 스스로 근육이나 관절을 정기 점검하고 자기 자신이 경락(동양의학에서 말하는 혈자리와 혈자리를 연결하는 길)을 자극해서 치료한다. 경락의 혈자리 자극에 따라 기(동양의학에서 생각하는 체내 에너지)의 흐름을 좋게 해서 몸 상태를 정상화한다.

내 채소수프 체험을 이야기해보겠다. 2014년 겨울, 나는 왼쪽 가슴에서 유방암(1기)이 발견되었다. 항암제나 방사선 치료에 의문을 품기도 했고, 유방암에 걸린 지인이 수술만으로 건강하게 지내는 것을 보고 부분 절제 수술을 받았다.

수술 후 두 달 지났을 무렵 수술 후유증으로 왼쪽 팔을 움직이면 어깻죽지가 쿡 하고 아팠다. 통증이 오는 것이 무서워서 왼쪽 팔이나 어깨를 움직이지 못했다. 침과 뜸 치료도 받았지만 효과는 없었다.

간호사는 "앞으로 계속 왼쪽 팔로 채혈하는 것도, 짐을 드는 것도 안 돼요."라고 말했다. 그 말에 '평생 이 몸으로 살아야 하는 건가?' 하고 충격을 받았다. 나는 움직이지 못하게 된 팔과 어깨를 되돌리고 싶다는 집념으로 정보를 모아서 자력정체를 시도했다. 그러자 3개월 만에 팔을 올리게 되었고 6개월 만에 완치되었다.

나는 이 체험을 통해 몸에 갖추어진 자기치유력에 관심이 생겨서 의사에게 모든 것을 맡기지 않고 스스로 재발 예방에 노력을 기울이게 되었다. 자기치유력을 끌어내는 자력정체의 훌륭함을 다른 사람에게 전하고 싶어서 야가미 선생에게 배운 뒤 내비게이터가 되어 자력정체 교실을 개설하기에 이르렀다. 그리고 채소수프와 만난 것이다.

일어나자마자 찾아오는 배변활동에 감동받다

몸 상태를 정상화하기 위해 내가 항상 의식하고 있는 것은 몸의 목소리를 듣는 일이다. 음식을 고를 때도 '먹고 싶어? 먹고 싶지 않아?'라고 몸에게 묻는다. 그래서 '채소수프는?' 하고 물으니 '먹고 싶다!'라는 답이 들렸다.

그런 채소수프의 재료는 당근, 양파, 셀러리가 기본이다. 여기에 제철 채소, 내가 먹고 싶은 채소, 10cm 정도의 다시마를 넣는다. 식자재에 따라 끓이는 시간은 다르지만, 약 20분은 반드시 끓인다. 간을 보고 채소 맛이 우러나오면 완성이다.

건더기 채소는 수프와 함께 먹거나 수프에서 건져내어 반찬으로 먹는다. 채소에 올리브오일이나 소금을 뿌린 뒤 호박씨나 견과류를 부수어 올리면 훌륭한 일품요리가 된다.

유방암에 걸린 뒤로 소고기나 돼지고기, 유제품은 피하고 소화가 잘 되는 발효 현미와 채소, 때때로 닭고기를 먹는 것이 식사의 패턴이 되었다. 식사는 하루 한 끼를 먹는데, 배가 꼬르륵거리는 저녁에는 현미와 채소수프를 큰 수프접시에 가득 담아 먹고 그 외에 반찬이 있을 때는 수프를 조금 줄인다. 암 예방에 좋은 식자재인 해조류, 버섯류도 넣어 즐긴다.

채소수프를 먹게 되고 바로 느낀 것은 몸을 정화하는 작용이었다. 수프를 마시기 시작하고 일주일 후, 일어나자마자 변의를 느꼈고 배변활동이 원활해졌다. 오랜만에 기분 좋은 아침이었다. 애초에 변비가 있었던 나는 대변은 식사를 하지 않으면 나오지 않는 것이라고 생각했다. 고형물을 먹지 않아도 아침 일찍, 그것도 일어나자마자 시원하게 나오는 것이 충격이었다.

채소수프를 마시자 즉각적으로 소변 양이 많아지는 것에도 놀랐다. 병에 걸리기 전에는 겨울에도 소변이 진한 황색이 되거나 조금밖에 나오지 않기도 해서 신경이 쓰였다. 그런데 채소수프로 끈적끈적한 혈액이 맑아지고 몸의 순환이 좋아진 듯했다. 그 외에도 피곤하지 않고, 저녁의 붓기가 없어졌으며, 많이 먹어도 살이 찌지 않는 변화를 느끼고 있다.

이런 체험을 통해 나는 채소의 힘이 대단하다고 실감하고 있다. 채소는 대지에서 영양을 받아서 자란다. 그런 자연의 혜택을 받아서 몸의 세포가 시간을 들여 조금씩 바뀌어간다. 이 얼마나 감사한 일인가? 채소수프에서 자기치유력을 끌어올리는 에너지를 느낀다.

건강하게 지내기 위한 식사와 함께 생활방식에도 주의를 기울이게 되었다. 본래 나는 몸을 움직이는 것을 좋아해서 체력에는 자신이 있었다. 병에 걸리기 전에는 회사 일이나 개인적인 일을 할 때면 '이 정도는 거뜬하지'라며 저도 모르는 사이에 몸에 부담을 주고 있었던 듯하다.

지금은 무리하지 않기, 피로를 다음날까지 남기지 않기를 신조로 내세우고 있다. 일어났을 때 피곤하다고 느끼면 몸속의 모든 세포도 피곤해서 비명을 지른다. 몸의 목소리를 무시한다면 암을 재발시키게 될지도 모른다. 암은 평생 예방해야 한다고 생각한다. 그런 내 생활에서 채소수프는 마음 든든한 아군이다.

■ 오노 씨의 식자재

- 채소 … 당근, 양파, 셀러리는 기본. 그 외에 제철 채소나 그때 먹고 싶은 채소
- 그 외 … 큰실말이나 미역 등의 해조류, 버섯도 적극적으로 사용한다. 때때로 호박씨나 견과류 등도 사용
- 간 맞추기 … 다시마 맛국물, 올리브오일이나 소금

■ 마에다 히로시 박사의 코멘트

채소수프는 세포 수준에서 몸을 정상화한다

암의 원인이 되는 활성산소는 체내에서 끊임없이 생겨나고 있다. 채소수프의 피토케미컬로 활성산소를 제거하는 것은 암 예방뿐 아니라 재발도 예방해준다.

피토케미컬 외에도 채소수프에는 세포의 생명활동을 돕는 성분이 풍부하다. 가령 엽산이나 미네랄 종류는 DNA의 수복이나 합성에도 관여한다. 채소수프에 버섯을 넣어도 좋다. 버섯에 많은 β-글루칸 등의 다당류에는 항산화력과 면역력을 증강하는 작용이

있다.

  암을 방지하려면 식사만이 아니라 생활 전반을 종합적으로 재검토해서 대처할 필요가 있다. 오노 씨는 자력정체를 통해 혈류를 개선함과 동시에 마음도 안정시키고 있다. 몸과 마음에 과도한 스트레스가 쌓이면 면역력이 떨어지고 병에 걸리기 쉬워진다. 오노 씨처럼 심신을 안정시키는 것은 스트레스에 대처하는 능력을 높이고 면역력을 유지하는 좋은 방법이다.

입이 짧은 치매 어머니가 맛있게 식사! 다리와 허리에 힘이 붙어 웃음이 늘었다

53세 회사원 데시가와라 게이코(勅使川原敬子)(가명)

소식으로 영양부족이 걱정

어머니(87세)가 알츠하이머형 치매라고 진단받은 것은 7년 전의 일이다. 건망증 등의 증상이 심해져서 간호가 필요해졌다. 스스로 식사를 하시고, 다리를 끌며 걷기는 하시지만, 혼자서 외출은 불가능하다. 다행히 온화하고 얌전한 편이시다. 마치 어린아이가 되신 듯하다.

언니는 몸이 안 좋아서 어머니를 돌보지 못한다. 그래서 나는 일을 하면서 정부의 도움을 받아 낮 시간의 돌봄 서비스를 이용해 어머니의 간호를 지속해왔다.

어머니를 보면서 마음에 걸린 것은 틀니가 맞지 않게 되어 딱딱한 음식을 씹지 못하게 된 것이다. 채소나 고기는 입에 머금은 사탕처럼 맛본 다음 뱉어냈다. 젊을 때부터 소식을 했던 어머니는 아주 조금밖에 식사를 하지 못하셔서 영양부족이 걱정되었다.

올해 1월 신문 광고에서 마에다 히로시 선생이 쓴 《최강의 야채 수프》를 보고 '이거다!'라고 생각했다. 채소의 피토케미컬이 녹아든 수프라면 어머니도 영양을 보충할 수 있을 듯했다.

그래서 재빨리 책을 구매해서 레시피대로 수프를 만들었다. 양파, 당근, 양배추, 단호박 등을 큼직하게 썰어서 물과 함께 냄비에 넣고 30분 정도 끓였다. 간은 맞추지 않지만, 마지막에 올리브오일을 조금 떨어뜨렸다. 어머니가 먹는 분량은 믹서로 걸쭉하게 포타주로 만들고, 나와 언니는 그대로 먹었다.

지금까지 채소수프를 만든 적은 있지만, 어머니는 한두 입 드시고 "이제 됐다."라며 남기셨다. 이전에는 채소를 한 입 크기로 썰어서 우유나 돼지고기, 닭고기 등도 조금 넣어 만들었다. 간은 육수와 콩소메수프, 소금과 후추로 했다. 그러나 이 수프는 드시지 않았다.

마음에 들어서 세 번 드시다

마에다 선생의 채소수프는 달랐다. 입이 짧은 어머니가 마음에 들어 하셔서 하루에 3번, 찻잔 가득 채소수프를 다 드셨다. 채소만 넣어 만든 심플한 맛의 포타주가 좋으셨던 것이다.

채소수프에는 채소가 지닌 부드러운 단맛이 있다. 속에도 부담이 없는 맛이디. 포타주로 만들면 목 넘김이 좋아서 무리하지 않고 채소를 듬뿍 먹을 수 있다. 틀니를 하고 있어도 채소를 확실히 맛볼 수 있다.

어머니는 단호박을 넣은 단 수프를 좋아하셔서 맛있게 드신다. 무심코 채소수프가 다 떨어졌을 때는 "오늘은 수프가 없니?"라고 말하실 정도로 어머니는 채소수프를 기대하고 계신다.

어머니가 채소를 드실 수 있게 되어 나는 마음속으로 안심했다. 반년 정도 지난 현재 어머니에게 기쁜 변화가 있었다. 체중이 1kg 증가했고, 다리와 허리에 힘이 붙었다. 질질 다리를 끌며 걷던 것이 개선되어 걸음걸이가 또렷해졌다. 영양을 섭취한 덕분에 안색이 좋아지셨고 표정이 밝아져 웃는 모습이 많아지셨다.

놀랄 정도로 배변활동이 좋아지다

실은 채소수프를 시작한 것은 어머니만을 위해서가 아니라 나에게도 도움이 될 것이라고 생각했기 때문이다. 나는 2년 전 갑상선 유두암에 걸려서 목에 생긴 응어리를 제거하는 절제 수술을 받았다. 의사에게 완치되었다는 말은 들었지만, 재발 예방을 의식해서 채소수프를 마시자고 생각했다.

채소수프를 마시기 시작한 다음부터 나와 언니는 변비가 해소되었다. "이렇게 잘 나오다니!"라고 놀랄 정도로 배변활동이 원활해졌다. 또한 올해 여름은 기록적인 폭염이었는데, 더위도 먹지 않았다. 갱년기 증상은 있지만, 컨디션은 매우 좋다.

지난달에 암 정기 검진을 받았는데, 재발 걱정은 없었다. 약에 의존하지 않고 채소의 힘으로 어머니도 나도 언니도 건강해졌다. 수프를 마시기 시작해서 다행이고, 앞으로도 계속 마시고 싶다. 채소수프의 훌륭함을 가르쳐주신 마에다 선생에게는 정말로 감사한 마음이 가득하다.

■ 데시가와라 씨의 식자재

- 채소 … 양파, 당근, 양배추, 단호박 등
- 간 맞추기 … 올리브오일

■ 마에다 히로시 박사의 코멘트

채소수프는 먹는 즐거움을 유지케 하고 간호를 원활하게 한다

어머니가 밝고 활기차게 된 것은 채소수프로 먹는 기쁨을 되찾아서 식욕이 솟고 영양을 섭취하게 되었기 때문이다. 어머니의 미소를 보고 간호하는 데시가와라 씨도 분명 용기가 생겼을 것이다.

채소수프에 포함된 아질산 이온이나 아세트산 이온은 체내에서 혈류의 회복을 촉진하는 물질로 바뀐다(132쪽 참조). 혈류가 좋아지면 뇌, 위장, 근육 등 온갖 기관의 기능도 좋아진다. 다리와 허리도 튼튼해지므로 일어나지 못하고 자리에만 누워 있는 것을 방지한다.

사람이 살아가는 데에 음식을 입으로 먹는 것은 매우 중요한 일

이다. 그러나 고령이 되어 씹는 힘이나 마시는 힘이 쇠약해지거나 틀니가 맞지 않게 되어 식사를 하기 어려워지면 기분이 우울해지고 영양부족에 빠져서 체력도 떨어진다. 간호 받는 사람은 식사에 유의해야 한다. 포타주로 만든 채소수프는 먹기 편해서 고령자의 식사나 환자식으로 추천한다.

건조해서 거친 피부가 촉촉하고 매끈매끈! 아토피 때문에 거칠어진 피부도 개선되었다

37세 주부 야마다 요코(山田洋子)(가명)

손가락 피부가 갈라지다

채소수프를 마시기 시작한 지 3개월. 평생 낫지 않을 것이라고 포기했던 손의 아토피가 놀랄 정도로 좋아졌다. 이런 내 체험을 이야기해보겠다.

내 아토피의 역사는 오래되었다. 태어났을 때부터 온몸이 거칠거칠해서 심해지면 짓물러서 팔이나 무릎에서 진물이 나오기도 했다. 여기저기 피부과를 돌면서 받은 약을 발라도 낫지 않았다. 중학생이 된 다음부터 치료는 그만두고 말았다.

그 후 아토피는 자연히 개선되어 고등학교를 졸업했을 무렵에는 신경이 쓰이지 않을 정도로 좋아졌다. 그런데 사회인이 된 뒤 손에 아토피가 생기면서 점점 심해졌다. 살갗이 트는 것처럼 손가락 끝의 피부가 갈라지고 손 전체가 새빨개졌다. 남의 눈에 띄면 부끄러울 정도였다.

3년 전에 결혼한 뒤로 고무장갑을 끼지 않고서는 물에 닿는 일을 하지 못할 정도로 손의 아토피가 악화되었다. 공기가 건조한 겨울에는 손가락을 굽히는 순간 팍 하고 피부가 갈라져서 맹렬한 고통이 찾아왔다. 손가락 끝이 아파서 매일 저녁 갈라진 부분에 바세린을 바르고 손가락 하나하나를 거즈로 감는 조치를 계속했다.

이런 손가락을 어떻게든 개선하고 싶어서 작년 11월부터 한약을 먹기 시작했다. 한동안 지나자 손가락 끝이 갈라지지 않게 되고 격한 고통에서 해방되었다. 이제 한약으로 낫는가 싶어 기대했는데, 시간이 꽤 지나도 손은 새빨간 채 그대로였다. 팔 안쪽에 오돌토돌하게 돋아오른 것도 가라앉지 않았다. 나는 '평생 이 손으로 있을 수밖에 없는 건가' 하고 체념했다.

아토피 피부 밑에서 건강한 피부가 생겨나다

2018년 5월, 새빨간 내 손을 보다 못한 한약방 선생이 먹었을 때 쓴맛이 나는 채소를 끓여서 수프로 만들어 먹으면 좋다고 조언해주었다. 서점에서 채소수프 책을 찾으니 마에다 선생의 《최강의 야채수프》가 있었다. 책을 통해 채소의 피토케미컬이 아토피의 원인이 되는 활성산소를 없애준다는 것을 알고 채소수프를 먹어보자고 생각했다.

먹었을 때 쓴 채소 중에 떠오른 것이 소송채와 쑥갓이었다. 나는 여기에 브로콜리와 양파를 넣은 수프를 기준으로 삼았다. 근처의 직매장에서 신선한 소송채와 쑥갓을 잔뜩 사서 다른 채소와 물, 멸치꼬리 2~3개를 냄비에 넣고 1시간 정도 보글보글 끓인다. 그러면 맛을 내지 않아도 맛있는 수프가 완성된다.

아침, 점심, 저녁식사를 시작할 때 먼저 수프를 250~500ml 먹기로 했다. 한 달 후 얼굴과 엉덩이, 팔, 팔꿈치, 다리의 피부가 매끄러워져서 깜짝 놀랐다. 손 외에 아토피는 없었지만 얼굴도 몸도 건조해서 주름지고, 상어가죽처럼 까슬까슬한 상태였다. 그랬던 피부가 만지면 매끈매끈하고 촉촉해진 것이다. 한 달이 더 지나자 손의 아토피는 눈에 띄게 좋아졌다. 이전에는 핸드크림을 바르지 않으면 손이 거칠거칠했는데, 크림이 필요 없을 정도로 촉촉해졌다.

놀라운 것은 뻣뻣했던 손의 피부 아래에서 부드럽고 깨끗한 피부색의 건강한 피부가 생겨난 것이다. 고민했던 붉은 손이 완전히 옅어지고 팔 안쪽에 오돌토돌 돋아난 것도 없어져서 매끈매끈해졌다. 맨손으로는 절대 불가능했던 설거지도 지금은 할 수 있다.

나날이 피부가 좋아졌으므로 '혹시 나을 수 있지 않을까?'라고 처음으로 희망이 생겼다. 채소수프로 이렇게 좋아질 것이라고 생각하지 않아서 기쁘기도 하고 놀랍기도 하다. 남편도 '깨끗해져서 다행이다'라고 기뻐했다. 나에게 이것은 희망의 수프다. 앞으로도 지속하고 싶다.

■ 야마다 씨의 식자재

- 채소 ··· 소송채, 쑥갓, 브로콜리, 양파가 기준. 이외에도 제철 채소
- 간 맞추기 ··· 멸치 우린 물

■ 마에다 히로시 박사의 코멘트

채소수프의 다양한 작용으로 아토피성 피부염이 개선

아토피성 피부염의 증상인 피부 건조와 염증은 활성산소 중에서도 독성이 강한 지질 라디칼 때문에 일어난다. 소송채, 쑥갓, 시금치에 풍부한 β-카로틴이나 루테인은 지질 라디칼을 제거하는 작용이 뛰어나다. 또한 채소에 포함된 아세트산, 아질산 이온(132쪽 참조)도 혈류를 개선해서 피부 재생을 촉진한다.

아토피성 피부염 등의 알레르기 질환은 바이러스나 세균 등의 침입을 방지하는 면역이라는 시스템이 과도하게 작용해서 발생한다. 채소수프에 녹아 나온 수용성 식이섬유는 마크로파지, NK세포 등 면역세포의 작용을 높인다는 것이 내 연구로 밝혀졌다. 한편으로 수용성 식이섬유는 면역의 과도한 작용을 억제하는 유익균을 늘리고 알레르기 반응을 억제하는 작용도 있다. 이러한 채소수프의 다양한 작용 덕분에 야마다 씨의 아토피성 피부염이 개선되고 있다고 생각할 수 있다.

채소와 대화하는 듯한 채소수프를 통해 피부에 투명함이 생기고 다크서클도 옅어졌다

41세 회사원 모리 유리코(森由美子)

채소의 부드러운 맛

올해 겨울, 마에다 히로시 선생이 쓴 저서 《최강의 야채수프》를 읽고 수프의 병 예방 효과를 알게 되어 매일 수프를 먹고 있다. 재료는 양배추 반 개, 양파 1개, 당근 1개, 토마토 1개. 이것을 잘게 썰어 냄비에 넣고 재료가 잠길 정도로 물을 붓는다. 고구마나 단호박을 넣어 단맛을 추가하는 경우도 있다.

겨울에는 냄비에 뚜껑을 덮어 석유스토브 위에서 1시간, 봄 이후에는 가스레인지에서 30분 정도 끓인다. 수프는 저녁 식사 때 나도 어머니도 밥공기에 한 사발씩 마신다. 간은 하지 않는다. 처음에는 맛을 내지 않고 먹을 수 있을까 싶었는데 먹어보니 채소의 부드러운 맛이 좋아서 어쩐지 채소와 대화하는 느낌이 들었다.

나는 본래 채소를 별로 좋아하지 않았다. 몸을 위해 먹어야 한다고 생각해도 샐러드를 조금 먹는 정도였다. 그러나 수프로 만들면 무리 없이 듬뿍 채소를 먹을 수 있어, 샐러드를 수북이 먹는 것보다 마음이 편하다. 지금까지는 냉장고에 채소가 남았을 때만 채소수프를 만들었지만, 책을 읽은 뒤부터는 일주일에 2번 한꺼번에 만들어 매일 먹는다. 수프를 먹게 되자 저녁에 된장국을 먹는 횟수가 줄어 염분도 줄이게 되었다.

나도 어머니도 피부의 변화를 실감

채소수프를 매일 먹게 된 뒤로 기분 좋은 변화를 느꼈다. 나는 매년 10월~3월 초까지 꽃가루 알레르기에 시달린다. 이 시기에는 피부도 과민해져서 가려움이 생겨 화장을 하지 못하므로 민낯으로 마스크를 쓰고 회사에 간다.

수프를 먹기 시작하고 한 달 반 정도 지났을 무렵 점심밥을 먹기 위해 마스크를 벗었다. 그러자 회사 동료가 "안색이 좋네! 피부가 투명하고 깨끗해. 피부에 뭐 좋은 거 하고 있어?"라고 했다.

꽃가루 알레르기로 피부 컨디션이 최악일 때 칭찬을 받았으므로 깜짝 놀랐다. 피부 가려움이 나아서 화장을 하게 되자 확실히 화장이 잘 먹는다고 느꼈다. 게다가 왼쪽 눈꼬리 가까이에 있던 5mm 정도의 기미가 옅어져서 눈에 띄지 않게 되었다.

나만이 아니라 어머니의 피부도 깨끗해졌다. 어머니는 예전부터 화장을 하지 않으셨지만, 딸인 내가 보기에 어머니의 피부도 확실히 깨끗해 보였다. "서로 소소하게 효과가 있네!"라고 기뻐하는 우리 모녀는 채소수프 식단을 지속하고 있다.

■ 모리 씨의 식자재

- 채소 … 양배추, 양파, 당근, 토마토가 기준. 때때로 고구마, 단호박, 감자
- 간 맞추기 … 아무것도 하지 않는다

■ 마에다 히로시 박사의 코멘트

채소수프는 피부 안티에이징에도 효과적이다

피부에 내리쬐는 자외선은 이중항산소라고 불리는 활성산소를 발생시킨다. 이 자외선에 따른 활성산소의 공격을 방지하고 암 등으로 이어지는 DNA 손상을 억제하기 위해 피부에는 멜라닌이라는 검은 색소가 생긴다. 그 결과 생기는 것이 기미다.•

모리 씨의 피부가 탄력을 되찾고 기미가 옅어진 것은 채소수프에 함유된 피토케미컬과 비타민 등 항산화 물질의 효과라고 생각할 수 있다. 피부 안티에이징에 앞으로도 채소수프 식단을 지속하면 좋을 것이다. 특히 토마토 등에 많은 리코펜, 시금치 등에 많은 루테인 등의 카로티노이드는 피부의 활성산소 제거에 효과적이다.

• 멜라닌 색소가 많은 흑인에게는 피부암이 거의 발생하지 않는다. 반면 백인은 동양인보다, 물론 흑인보다도 훨씬 피부암의 발생 빈도가 높다고 알려져 있다.

하루 세 번 화장실! 400이었던 중성지방 수치가 정상이 되고 당뇨병 수치도 안정되었다

78세 주부 야마오카 레이코(山岡黎子)(가명)

식사를 할 때는 맨 먼저 채소수프를 마신다

내가 아는 사람 중에 80세라고는 생각할 수 없을 정도로 발랄한 할머니가 있다. 그녀는 세 자매 중 장녀인데, 가장 젊어 보인다. 이야기를 들어보니 30년 동안이나 채소수프를 계속 먹었다는 것이다. 할머니의 젊음을 닮고 싶었던 나는 레시피를 배워서 5년 전부터 채소수프를 먹게 되었다.

무, 당근, 우엉, 감자는 잘 씻어 껍질째 사용한다. 양파는 껍질을 벗기고 껍질은 햇볕에 말린 다음 넣는다. 그 외에 껍질을 벗긴 마늘, 말린 표고버섯 등도 냄비에 넣고 채소의 약 3배의 물을 넣고 1시간 30분, 중불에서 보글보글 끓이면 완성된다. 대부분의 재료는 집의 텃밭에서 재배해서 신선하다.

이전에는 건더기를 버리고 수프만 마셨지만, 마에다 히로시 선생의 서적 《최강의 야채수프》를 읽고 건더기도 중요하다는 것을 알게 되었다. 그래서 건더기도 먹게 되었다.

수프는 하루 3번, 식사할 때 먹는다. 최근 식사를 할 때 맨 먼저 채소를 먹으면 혈당치가 잘 올라가지 않는다는 이야기를 듣고 수프의 건더기를 먼저 먹고 있다. 수프도 건더기도 간은 하지 않는다.

하루에 세 번 화장실에 갈 때도

처음에 채소를 잔뜩 먹으면 그다음 한 상 차림의 밥을 먹을 무렵에는 배가 꽉 찬다. 채소를 잔뜩 먹으면 배가 고프지 않아서 간식을 먹지 않게 되고, 배변으로 하루에 세 번이나 화장실에 갈 때도 있다. 덕분에 체중은 54kg에서 51kg(신장 156cm)으로 줄어서 배가 홀쭉해졌다.

5년 전에는 중성지방 수치가 300~400mg/dl(정상치는 149mg/dl 이하)이었지만, 현재는 정상치다. 헤모글로빈A1c(과거 1~2개월 혈당치의 평균치, 6.2% 이하가 정상치)는 정상치보다 조금 높아서 약을 먹고 있는데, 6%대에서 안정되고 있다.

마에다 선생의 책을 읽을 때마다 내 건강은 채소수프가 지탱해 준다고 재확인할 수 있어 기운이 난다. 하지만 남편은 채소수프를 싫어해서 먹지 않는다. 남편은 병으로 몸이 안 좋은 적이 있었기에 조금이라도 먹었으면 했다. 그래서 떠올린 것이 저녁 반주에 섞는 방법이었다. 반년 전부터 직접 만든 차에 소주를 섞어 마실 때 몰래 채소수프를 조금씩 섞고 있다. 남편이 아무 말도 하지 않는 것을 보니, 아무래도 모르는 듯하다.

■ **야마오카 씨의 재료**

- 채소 … 양파, 당근, 우엉, 무, 감자, 양파껍질(말린 것)
- 그 외 … 말린 표고버섯, 마늘
- 간 맞추기 … 아무것도 하지 않는다

■ **마에다 히로시 박사의 코멘트**

채소수프의 식이섬유가 배변활동을 정상화한다

채소수프에 풍부한 불용성 식이섬유는 배변활동을 정상화하는 작용, 수용성 식이섬유는 장내에서 여분의 중성지방이나 콜레스테롤, 당질 등을 감싸서 대변과 함께 배출하는 작용을 한다. 야마오카 씨의 배변활동이 좋아진 것도, 중성지방치가 내려간 것도, 수프로 식이섬유를 확실히 섭취했기 때문일 것이다.

또한 이런 식물성 식품의 섬유(파이버)는 다당류라고 불리며 장내 세균인 유익균을 우세로 만든다고 한다. 유익균이 증가해서 장내 환경이 좋아지면 면역력 상승으로 이어지는 것이다.

제6장

채소수프에는 혈관을 넓히는 유익균 향상 성분이 가득하다

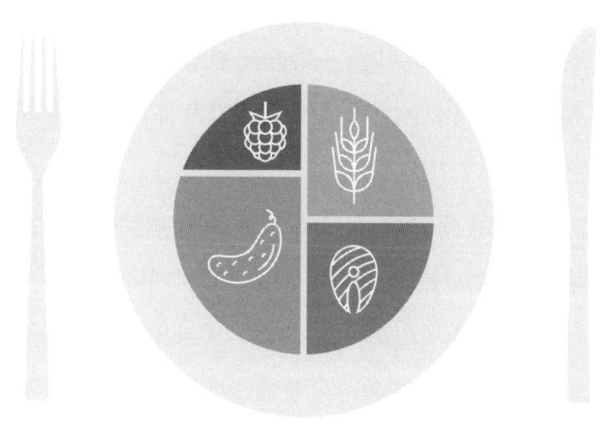

채소에는 혈관을 넓히는 약과 같은 작용이 있어 고혈압 예방에 효과적이다

두 가지 구조로 혈관을 지켜 혈류를 개선한다

이번에는 채소수프와 혈관에 대해 살펴보자. 우리 몸은 혈액이 옮기는 산소나 영양으로 유지된다. 따라서 혈액이 지나는 길인 혈관을 좋은 상태로 유지하고 혈액 흐름을 원활하게 하는 것은 건강을 유지하는 중요한 포인트다.

채소수프를 먹으면 두 가지 구조로 혈관을 지켜서 혈액의 흐름을 개선할 수 있다. 하나는 이미 이야기했던 피토케미컬 등의 항산화 물질을 통해 산화를 방지하는 작용이다. 혈관을 손상시키는 악성 LDL콜레스테롤의 산화를 막아서 동맥경화를 예방한다.

또 하나는 채소에 함유된 아세트산 이온과 아질산 이온이라는 물질이다. 아세트산 이온이나 아질산 이온은 본래 비료의 질소 성분에서 유래된 것으로, 소송채, 시금치, 무, 비트 등의 채소에 많이 들어 있다.

아세트산 이온이나 아질산 이온은 장내 세균에 의해 일산화질소(NO)로 변환되어 체내의 리놀산(linoleic acid)이나 리놀렌산(linolenic acid) 등의 지방산과 결합해서 니트로화(nitration) 지방산이 된다. 그리고 니트로화 지방산은 체내에 흡수되어 NO가 된다.

NO에는 혈관을 넓혀서 혈류를 원활하게 하는 작용과 활성산소를 제거하는 작용, 혈전을 방지하는 작용이 있다. 니트로화 지방산은 심장병에 이용되는 니트로글리세린(nitroglycerin)처럼 혈관을 넓혀 혈압을 내려주는 작용을 한다.

NO는 본래 혈관의 내피세포가 만드는 물질이다. 내피세포는 혈관의 가장 안쪽에 있고 혈액과 직접 닿는 내피를 구성하는 세포다. NO가 혈관의 근육(평활근)에 "열려라 참깨!"라고 신호를 보내면 혈관이 넓어져서 혈류가 좋아지고 혈압이 안정된다. 그러나 혈관이 NO를 만드는 능력은 나이를 먹을수록 저하된다. 게다가 체내에 활성산소가 늘어나면 NO가 그것을 처리하느라 줄어들어, 혈관이 좁아져서 혈압 상승을 초래한다.

채소수프는 NO의 보급원인 동시에 항산화 물질로 활성산소를 제거하고, 체내에 NO의 수명을 늘린다. 이에 따라 혈관을 부드럽게 유지하고, 동맥경화나 고혈압을 방지한다.

내 친구 루이스 이그나로(Louis Ignarro) 박사(미국의 약리학자)는 NO가 혈관을 넓히고 혈압을 제어한다는 사실을 발견해서 1998년에 노벨 생리학·의학상을 받았다. 심장병을 비롯한 순환기 계통 치료에 박사의 연구가 지대한 공헌을 한 것이다.

채소수프는 뛰어난 고혈압 예방식이다

아질산 이온이 위암을 유발하는 발암물질이라고 일부 연구자에게 지적받은 시기가 있었다. 하지만 현재 위암의 원인은 헬리코박터 파이로리균에 의한 만성감염이라는 것이 판명되었다. 이제 아질산 이온의 항산화 작용, 강압작용은 밝혀져 있으니(2006년 제5회 국제 일산화질소 학회), 암 예방이나 고혈압 예방의 관점에서 유용한 물질이라고 할 수 있다.

2010년 미국 피츠버그 대학 의학부 브루스 프리먼(Bruce Freeman) 교수는 일본음식에 대해 흥미 깊은 연구 결과를 보고했다. 일본음식에서 채소요리를 먹은 사람은 먹지 않은 사람에 비해 아질산 이온의 혈중 농도가 2배 정도 상승했고, 혈압이 의미 있게 떨어졌다는 것이다. 따라서 채소를 듬뿍 넣은 담백한 일본음식은 혈관의 젊음을 유지하는 뛰어난 고혈압 예방식이라고 할 수 있다. 나는 채소수프도 혈관을 지키는 뛰어난 음식 중 하나라고 생각한다.

- 이 NO의 연구로 이그나로 박사와 함께 로버트 퍼치고트(Robert Furchgott), 페리드 뮤라드(Ferid Murad) 박사에게 노벨상이 수여되었다.

장내 환경을 조절하는 식이섬유도 채소수프로 만들면 편하게 많이 먹을 수 있다

배변활동을 원활하게 하고, 혈당의 급상승을 억제한다

채소수프는 현대인에게 부족한 식이섬유를 섭취하는 데에도 최적이다. 생활습관병을 예방한다는 관점에서 말하자면 성인에게 식이섬유의 이상적인 섭취량은 하루에 24g 이상이다. 그러나 일본 후생노동성의 조사*에 따르면 현재 평균 섭취량은 14g 전후로 대부분이 식이섬유 부족에 빠져 있다고 할 수 있다.

식이섬유의 섭취 부족을 해소하는 가장 간단한 방법은 채소수프를 먹는 일이다. 식이섬유에는 수용성 식이섬유와 불용성 식이섬유가 있는데, 각각 작용이 다르지만 채소수프라면 양쪽을 함께 섭취할 수 있다.

수용성 식이섬유에는 채소나 과일에 많은 펙틴(pectin), 다시마나 미역의 후코이단(fucoidan), 한천의 아가로오스(agarose), 버섯류의 β

* 20세 이상의 중앙치. 후생노동성 2016년 국민건강 영양조사 보고.

-글루칸, 우엉의 이눌린(inulin) 등이 있다. 이것은 물에 녹으면 미끌미끌한 겔 상태가 되어 장에서의 당 흡수를 늦춰서 혈당의 급상승을 억제하고 인슐린의 과도한 분비를 방지한다. 또한 나트륨이나 콜레스테롤의 흡수를 방해해서 고혈압이나 지질 이상, 동맥경화 등 다양한 병을 예방한다.

불용성 식이섬유에는 채소, 껍질, 콩류에 많이 함유된 리그닌(lignin), 셀룰로오스나 헤미셀룰로오스(hemicellulose) 등이 있다. 헤미셀룰로오스에는 β-글루칸이나 펜토산(pentosan), 크실로글루칸(xyloglucan) 등 다수가 있다.

불용성 식이섬유는 보수성이 높고, 수분을 흡수해서 부풀어 올라 대변의 부피를 늘린다. 이 작용으로 대장이 자극되어 배변이 원활해진다. 또한 수은 등의 중금속이나 발암물질 등의 유해물질에 흡착해서 대변과 함께 배설하는 작용도 있어 대장암을 방지한다.

유익균이 증가하면 면역력이 높아진다

최근 연구에서 장내 유익균을 우성으로 유지하면 면역력이 높아진다는 것이 밝혀졌다. 수용성 식이섬유도 불용성 식이섬유도 전부 유익균을 늘려서 면역력 유지에 도움을 준다.

수용성 식이섬유에 암세포를 죽이는 백혈구를 직접 활성화하는 작용이 있음을 나는 실험을 통해 확인했다. 쥐의 혈액에서 암을 죽이는 NK세포나 T세포, 호중구, 마크로파지 등의 백혈구를 분리한 뒤 여기에 표고버섯의 수용성 식이섬유를 녹인 액을 직접 첨가한 실험 결과 백혈구가 활성화되었다. 수용성 식이섬유는 유익균을 늘리고 백혈구를 직접 활성화하는 W효과로 암 예방에 도움이 된다고 할 수 있다.

　이렇게 식이섬유에는 중요한 작용이 있지만, 식생활의 변화로 현대인에게는 식이섬유가 부족하므로 의식해서 섭취할 필요가 있다. 채소가 듬뿍 들어간 수프라면 식이섬유를 무리 없이 한꺼번에 먹을 수 있다.

제7장

채소수프는 노화나 생활습관병의 원인인 만성염증을 억제한다

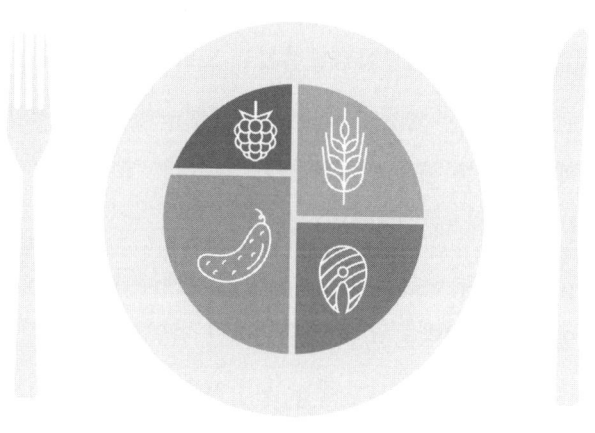

혈관이나 장기를 서서히 손상시켜 동맥경화, 당뇨병, 암을 초래하는 만성염증이란?

과도한 방어 반응이 만성염증을 일으킨다

최근 연구에서 체내의 이곳저곳에 생기는 만성염증이 암이나 당뇨병, 동맥경화를 비롯한 생활습관병이나 노화를 일으킨다는 것이 밝혀졌다. 만성염증 발생에도 활성산소가 밀접하게 관여하고 있으므로 채소수프를 통해 만성염증을 억제하는 효과도 기대할 수 있다. 먼저 염증에 대해 설명하겠다.

염증은 급성염증과 만성염증으로 나눌 수 있다. 급성염증은 일시적으로 일어나는 것으로 바이러스나 세균 감염, 상처, 화상, 독물 섭취 등 다양한 원인이 있다. 예를 들어 인플루엔자 바이러스에 감염되면 병으로부터 몸을 지키는 면역 시스템이 작용해서 백혈구(혈액 세포의 일종)가 활성산소를 방출해 외적인 바이러스를 죽인다. 그런데 활성산소에 의해 바이러스는 몰아낼 수 있지만, 동시에 주변 조직도 파괴되어 손상된다. 그래서 염증이 일어나는 것이다.

염증이 일어나면 손상된 조직을 수복하기 위해 다양한 물질이 분비되는데 그중 몇 가지는 혈관을 넓혀 혈액량을 증가시킨다. 또한 혈관에서 새어 나오는 물질도 증가해서 붓기나 통증, 가려움, 열 등이 발생한다.

인플루엔자로 마디마디가 아프고 고열이 나도 수일이 지나면 통증은 가시고 평상시 체온이 된다. 면역 시스템이 바이러스를 제거한 후에는 활성산소가 나오지 않아 염증이 낫기 때문이다. 급성염증은 몸의 방어 반응이라고 할 수 있다.

한편 만성염증은 체내에서 길게 이어지는 약한 염증이다. 원인은 급성염증과 같지만, 그것이 몇 개월, 몇 년에 걸쳐 장기간 지속된다. 염증이 오래가는 것은 면역 제어가 무너져서 일어나는 쓸데없는 반응이다. 면역 시스템의 작용이 과도해지면 바이러스나 세균이 없어져도 활성산소의 방출이 멈추지 않고 조직이 손상되어 염증이 만성화된다. 또한 몸의 항산화력이 떨어져서 활성산소가 지나치게 증가하면 체내의 산화가 진행되어 염증을 일으킨다.

같은 곳에서 염증이 길게 지속되면 세포나 유전자에 손상이 생겨서 만성간염에서 간부전이나 간암으로, 만성위염이나 위궤양에서 위암으로 발전하는 등 중대한 병에 이르게 된다.

염증이란?

급성염증
일시적으로 통증이나 붓기, 많은 경우 심지어 발열이 출현한다. 이것은 몸의 방어 반응이다. 원인으로는 바이러스나 세균 감염, 이물질의 침입, 벌과 같은 벌레에 물리거나 쏘이는 것, 상처, 화상 등이 있다. 또한 알레르기를 일으키는 물질에 노출되면 면역 반응이 일어난다.

만성염증
일반적으로 특정 부위에 오래 지속되는 비교적 경미한 염증. 원인은 급성염증과 같다. 길게 지속되는 염증이므로 활성산소의 공격을 오랫동안 받게 된다. 결과적으로 DNA 손상, 유전자 변이, 각종 산소활성의 상태 이상, 활성산소와 동시에 일산화질소가 생성되어 양자가 반응해서 퍼옥시니트리트(ONOO-)가 생성된다. 퍼옥시니트리트는 산화력이 가장 강해서 DNA나 단백질(산소)을 파괴한다. 암은 끝나지 않는 염증이라고 일컬어지는데, 장기간 염증 상태가 지속(만성염증)되는 것은 간, 위, 담낭, 담관, 췌장 등 소화기관 암의 원인이 된다.

고혈당도 만성염증의 원인

고혈당도 만성염증의 원인이 된다. 포도당이 혈중에 고농도로 있으면 혈액이나 몸의 단백질과 결합하는 당화라는 화학 반응이 일어난다. 이 당화 과정에도 활성산소가 관여한다고 볼 수 있다.

당뇨병 검사 항목에 헤모글로빈A1c가 있다. 이것은 혈액 중의 적혈구에 포함된 헤모글로빈이라는 단백질의 일종과 혈액 중의 당이 결합한 당화 단백질을 말한다. 헤모글로빈A1c는 당화의 지표다. 즉 이 수치가 높다는 것은 온몸의 혈관 세포나 혈관을 구축하는 그 외의 단백질도 당화로 인해 장애를 받고 있음을 나타낸다.

당화의 정도가 강해지면 뇌, 심장, 신장 등이 장애를 받아서 염증을 일으켜 각각 뇌경색, 알츠하이머, 치매, 심근경색, 신부전 등의 병에 걸릴 가능성이 높아진다. 만성염증이 가져오는 건강 피해는 헤아릴 수 없이 많다.

활성산소와 염증의 관계를 세계에서 처음으로 증명하다

활성산소는 염증을 가져오고 생명도 위협한다. 내가 이 사실을 실험으로 알아낸 것은 1989년의 일이었다. 독일의 세균학자 로베르트 코흐의 정의에서는 감염증의 원인이 되는 병원체가 반드시 감염된 동물의 감염 병소 일부분에 있어야 했다.

나는 인플루엔자 바이러스에 감염된 쥐를 만들어 그 경과를 추적했다. 그러자 상태가 최악이 되었고 쥐가 죽었을 때 그 폐포 내에는 원인이 되는 바이러스가 전혀 존재하지 않았다.

바이러스가 없는데 어째서 쥐가 죽었을까? 그 원인을 조사한 결과 슈퍼옥사이드(superoxide)라는 활성산소가 쥐의 폐에 대량으로 발생해서 폐렴이 일어난 것이었다. 폐렴은 문자 그대로 폐 속에 생기는 염증이다. 앞서 말했듯이 외적이 침입해오면 이것을 격퇴하기 위해 백혈구가 활성산소를 방출한다. 쥐의 체내에도 대량의 활성산소가 만들어져 폐에 상처를 준 것이다.

바이러스는 계기이고 쥐가 죽은 진짜 원인은 활성산소가 아닐까 생각했던 나는 활성산소를 제거하는 물질을 쥐에게 주입했다. 그 결과 인플루엔자 바이러스에 감염된 쥐의 95%가 생존했다.

'바이러스 감염으로 숙주를 죽이는 것은 바이러스가 아니라 활성산소다'라는 것을 나는 세계에서 처음으로 실험을 통해 증명했다. 그리고 미국의 과학 잡지 〈사이언스(Science)〉에 연구를 발표하자 세계적으로 커다란 반향을 일으켰다.

만성염증을 억제하는 데에 채소수프는 든든한 아군이다. 염증을 억제하는 유효 성분이 풍부하게 함유되어 있기 때문이다. 다음 항목에서 자세히 설명하겠다.

채소수프는 만성염증에 효과적인 성분이 풍부해서 위염, 치주염, 당뇨병의 악화를 막는다

채소를 섭취하자 간암의 진행이 저하되다

채소수프를 먹으면 항산화 성분이나 항염증 성분의 작용에 따라 만성염증의 진행을 억제해서 염증으로 생기는 병을 방지할 수 있다.

채소의 효과를 뒷받침하는 연구(1995년 〈캔서 리서치〉)를 소개하겠다. 이 연구에서는 대만의 B형 간염 바이러스 보균자(바이러스에 감염되어 있으면서 증상이 나타나지 않는 사람)를 8~10년에 걸쳐 추적 조사했다. 그 결과 간염 바이러스 보균자 중에 채소 섭취가 일주일 평균 6회 이상인 사람은 그 이하인 사람보다 간암의 발생률이 4.7배나 적었다. 이는 보균자인 사람에게 커다란 희소식이다.

위염, 중이염, 비염, 치주염, 천식, 관절 류머티즘 등 어떤 만성염증을 안고 있는 사람도 채소수프를 매일 먹으면 건강을 회복하거나 유지하는 데 도움이 된다. 또한 아직 이와 같은 병에 걸리지 않은 사람도 많든 적든 염증은 항상 체내의 어딘가에 생기고 있으므로 모두에게 채소수프를 추천한다.

만성염증을 억제하는 채소의 유효 성분

만성염증에 효과를 발휘하는 채소수프의 대표적인 성분을 설명하겠다.

피토케미컬

수프에 많이 함유된 피토케미컬은 활성산소를 제거해서 염증을 억제한다. 양파, 브로콜리, 피망, 시금치 등에 많은 플라보노이드류는 항염증, 항균, 항바이러스 작용이 있어 만성염증을 억제한다.

글루타티온(glutathione)

글루타티온은 독성이 강한 지질 라디칼을 제거하는 작용이 있어 암이나 염증을 예방한다. 글루타티온의 항산화 작용은 만성 간염, 백내장, 구내염, 피부염, 궤양, 동맥경화의 치료약에 활용될 정도로 뛰어나다.

글루타티온은 물에 녹는 성질이 있어 채소를 끓이면 효율적으로 섭취할 수 있다. 수프에서 받아들인 글루타티온은 장에서 흡수되어 혈액을 타고 온몸으로 운반되어 항산화 작용과 항염증 작용을 발휘한다.

글루타티온은 녹황색 채소인 파슬리, 시금치에 많고, 피망, 브로콜리의 줄기, 콜리플라워, 감자에도 포함되어 있다.

식이섬유

채소수프에는 당의 흡수를 억제하는 수용성 식이섬유나 불용성 식이섬유(예를 들어 헤미셀룰로오스나 펙틴 등)가 풍부하게 함유되어 있다. 식이섬유를 섭취해서 당의 흡수를 억제하는 일은 염증을 방지하는 일로 이어진다.

채소수프 섭취는 국가적인 과제

앞 장에서 만성염증의 원인 중 하나로 고혈당을 언급했는데, 일본에는 현재 당뇨병 환자가 예비군을 합해서 2,000만 명 가까이 있다고 한다. 당뇨병의 악화는 뇌경색, 알츠하이머, 치매, 심근경색, 신부전 등 심각한 병을 초래한다. 이로써 본인이나 가족의 부담도 물론이거니와 이런 병에 따른 의료비 증대도 심각하다.

이런 관점에서도 항산화 작용이나 항염증 작용이 풍부한 채소수프를 섭취하는 일은 국가적인 과제라고 할 수 있다.

채소수프에 대해 자주 하는 질문 Q&A

압력솥

Q 채소수프를 압력솥으로 만들어도 될까요? 피토케미컬에 변화가 있나요?

A 많은 화합물은 고온에서 분해되지만, 시간이 걸린다. 압력솥으로 끓이는 것은 시간이 짧으므로 피토케미컬의 변화는 거의 신경 쓰지 않아도 된다. 압력솥을 사용하면 시간 단축도 될 것이다.

채소를 데친 물

Q 지금까지는 나물을 만들 때 채소 데친 물을 버렸는데, 먹는 편이 나을까요?

A 채소를 데친 물에는 분명히 항산화 물질인 피토케미컬 등이 녹아 나온다. 신경 쓰지 않는다면 활용하는 것도 추천한다. 하지만 맛이 없다면 먹지 않아도 된다. 맛이 있는지 없는지로 판단해보면 어떨까?

맛국물에 대해

Q 채소 맛국물도 좋지만, 가다랑어포나 닭 육수도 좋아합니다. 이런 육수를 채소수프에 넣어도 될까요? 효과가 옅어지나요?

A 가다랑어포나 치킨수프 등 다른 맛국물을 사용해서 채소수프를 만들어도 좋다. 맛도 있고, 영양 균형도 좋아진다. 그러니 여러 가지 맛국물을 시도해보자.

닭 뼈나 생선뼈 수프는 콜라겐 성분도 많고 깊은 맛을 내며, 식욕을 높이는 효과도 있다. 미용과 건강에 좋다고 일컬어지는 젤라틴은 가열해서 녹은 콜라겐을 말한다.

수프의 원료

Q 채소수프는 간을 맞추지 않습니다. 저는 그대로도 먹을 수 있지만 아이나 남편은 간을 하지 않으면 먹지 않아요. 수프 가루를 이용해도 될까요?

A 진한 맛에 익숙한 어른이나 한창 자라는 아이는 채소만이라면 아무래도 부족함을 느낄 것이다. 맛있게 먹어주기만 한다면 그런 시판 제품을 이용해도 좋다.

채소 말고 다른 것을 넣어도 되는가

Q 채소수프는 채소만 넣어 끓이지 않으면 효과가 줄어드나요? 생선이나 고기를 넣으면 효과가 떨어지나요?

A 채소수프에 고기, 생선, 우유 등을 넣으면 영양 균형이 좋아진다. 특히 단백질을 첨가한 수프는 저영양이 되기 쉬운 환자나 고령자에게 꼭 추천한다. 약해진 몸에 기운을 북돋아주는 메디컬 수프가 되기 때문이다. 닭 뼈나 생선뼈에는 피부와 혈관에 중요한 콜라겐이 많이 함유되어 있다.

Q 닭날개를 넣어도 되나요?

A 닭고기에는 근육의 에너지원이나 근육 유지에 중요한 작용을 하는 아미노산 BCCA가 풍부하게 들어 있다. 그러니 채소수프를 만들 때 넣어도 된다. 닭날개에는 미용에 도움이 되는 콜라겐도 함유되어 있다.

Q 채소수프 속에 고기완자나 가리비, 새우 등을 넣으면 안 될까요?

A 채소수프에는 여러 가지 식자재를 넣어서 즐겨도 된다. 요리 방법에 따라서 채소수프는 메인 요리가 될 수도 있다. 덧붙여 말하자면 우리 집에서는 채소수프를 포타주로 만들어 아침에 먹는데,

일품 식사가 아니라 커피나 주스처럼 음료 느낌이다. 매일 먹는 것이 습관이 되어 있으므로 만드는 것이 간단하지 않으면 길게 지속할 수 없기 때문이다. 따라서 채소의 종류는 많아도 채소만 넣은 간단한 수프를 주로 먹는다.

비타민C

Q 채소 중에서 특히 잎을 먹는 채소는 열에 약하다고 생각합니다. 채소수프의 비타민C는 파괴되지 않을까요?

A 가열하면 채소의 비타민C가 파괴되는 것은 틀림없다. 그러나 그것은 실험실 안에서의 이야기다. 확실히 비타민C 수용액을 단독으로 가열하면 바로 파괴된다. 그러나 채소 속의 비타민C는 비타민E나 피토케미컬(폴리페놀) 등 다른 항산화 물질과 공존하고 있으므로 태반이 파괴되지 않고 수프에 녹아 나온다.

보관

Q 채소수프가 남으면 냉장고에 넣고 2~3일 정도 먹고 있습니다. 시간이 지나도 영양적으로는 변하지 않나요?

A 우리 집에서는 채소수프가 떨어지지 않도록 한꺼번에 만들어서 보관하고 있다. 유효 성분은 시간이 지나면서 다소 변화하겠

지만, 2~3일 정도라면 냉장고에서 보관해도 괜찮다. 다만 산화는 시간에 따라 진행된다. 냉동 상태에서도 산화는 진행되므로 냉동 해두고 오랜 기간 보관하는 경우에는 산화를 방지하기 위해 비타민C를 귀이개 1~2술 정도 넣으면 안심할 수 있다.

피토케미컬과 열

Q 채소수프를 보관해놓고 먹고 있는데, 다시 데우면 유효성분이 줄어들까요?

A 피토케미컬은 열에 강하므로 다시 데워도 파괴되는 일은 거의 없지만, 시간이 지나면서 산화가 진행된다. 오랜 기간 보관할 때는 귀이개 1~2술 정도의 비타민C를 넣어두는 것을 추천한다.

농약

Q 채소를 많이 섭취하는 것이 중요하다는 것은 알고 있는데, 농약이 걱정입니다.

A 매일 먹는 것이므로 무농약(저농약)이나 유기농 채소가 바람직한 것은 말할 필요도 없다. 그렇다고 해도 우리 집에서는 가까운 슈퍼마켓이나 도로의 휴게소에서 구매하고 있다. 물로 잘 씻기만 할 뿐 농약에 특별히 대비하지는 않는다. 아무래도 농약이 신경 쓰

인다면 재배법에 신경을 쓴 채소를 택배로 주문할 수도 있으니 그런 종류를 이용해보자.

철분

Q 마에다 선생의 전작에 "철분의 과잉 섭취를 피하자."라는 부분이 있습니다. 철분 부족에 따른 문제는 자주 들었는데, 이것은 무슨 말입니까?

A 과도한 철분은 과산화지질과 반응해서 암을 일으키는 지질 라디칼을 발생시킨다고 밝혀졌다. 매월 생리로 철분을 잃는 여성에게는 적당한 보충이 필요하지만, 폐경 후의 여성이나 성인 남성은 체내에 철분이 축적되므로 철분 부족을 걱정할 필요가 없다. 반대로 암 예방의 관점에서 철분이 풍부한 간이나 적색육, 생선의 거무스름한 부분은 삼가는 편이 좋다.

칼륨 수치가 높다

Q 칼륨 수치가 높은데, 채소수프를 마셔도 괜찮을까요? 신장에 부담이 가지 않을까요?

A 신장병 등으로 칼륨을 제한받고 있는 사람은 병원에서 채소 섭취에 대해서도 지도가 있을 것이다. 환자의 몸 상태나 연령 등

사람마다 다른 부분이 많으므로 모든 환자가 채소수프를 마셔도 되는지에 대해서는 일률적으로 말할 수 없다. 먹지 않아서 영양이 부족해지는 것도 걱정이지만, 만약을 위해 주치의에게 문의하기 바란다.

수프를 만드는 기구

Q 최근 생채소를 기구에 넣어서 수프로 만들어 따뜻하게 마실 수 있는 제품이 판매되고 있습니다. 이런 기구로 수프를 만들어 먹어도 될까요?

A 채소수프는 지속해서 먹는 것이 중요하다. 그런 조리 기구를 이용하는 편이 지속하기 편하다면 이용하는 것이 좋을 것이다.

냉동한 채소

Q 채소를 끓이기 전에 냉동하면 세포막이 쉽게 파괴되지 않을까요? 판매하는 냉동 채소는 어떨까요?

A 확실히 이론적으로는 그렇겠지만, 팔팔 끓여서 가열하는 것이 간단하고 확실하다. 게다가 경제적이다. 작게 썰어 냉동한 채소는 냉동 중에 산화가 진행될 수 있으니 주의해야 한다.

팔팔 끓기 전에 불을 줄이는 것은

Q 채소수프를 만들 때 팔팔 끓기 직전에 불을 줄이라고 하는데, 팔팔 끓이면 안 되나요?

A 팔팔 끓기 전에 약한 불로 줄이는 것은 냄비에서 끓어 넘치지 않도록 하기 위해서다. 팔팔 끓으면 약한 불로 줄여서 끓이자.

위 통증

Q 채소수프를 포타주로 만들었더니 걸쭉한 식감이 좋아서 하루 3번 벌컥벌컥 마셨어요. 그랬더니 위에 통증을 느꼈습니다. 하지만 채소를 갈지 않은 수프로 먹으면 괜찮아집니다.

A 채소 포타주 수프는 채소를 갈아서 부드럽게 넘어가므로 소화에 좋고 위에 부담이 없는 조리법이다. 그런데 위가 아프다면 그날의 컨디션이 좋지 않았던 것은 아닐까?

맺음말

작년 가을, 《최강의 야채수프》를 출간한 뒤 독자들이 보내준 흥미로운 감상들을 보고, 매우 감사한 기분이 들었다. 내가 의문스러웠던 것은 "항암제 전문가가 암 예방으로 채소수프를 권하는 것에 놀랐다." "항암제 개발자가 어째서 암 예방의 계몽에 열심인가? 의외다."라는 의견이 있었다는 것이다.

예를 들자면 어느 치과의사에게 이런 편지를 받았다.

"항암제를 개발하는 분이 암 예방에 효과적이라고 주장하는 것이 놀랍게도 수프라니! 너무나도 의외라서 무슨 내용인지 궁금해서 흥미롭게 읽었습니다."

여러분이 보내준 '어째서인가?', '의외다'라는 이야기에 이 자리를 빌려 대답하고 싶다. 내가 집필 활동이나 강연 활동 등을 통해 암 예방을 호소하는 이유는 연구를 하면 할수록 암 치료의 어려움을 통감하기 때문이다. 그렇기에 일단은 예방이 제일이다. 매일 연구하면서 얻은 성과를 세상에 널리 환원해서 암 예방에 도움을 주는 것은 과학자의 책무다. 따라서 항암제 개발과 병행해서 암 예방도 호소하고 싶다.

일본에서는 전문 분야를 정해서 오로지 한 길만 가는 것을 미덕으로 여긴다. 분명히 한 길만 가는 것에는 인내력을 기른다는 좋은 점이 있다. 반면에 오로지 한 길만 가는 것에는 시야가 좁아질 우려도 있다. 자신의 전문 분야에만 흥미를 보이게 되면 나무만 보고 숲은 보지 못하는 상황에 빠지기 쉽다.

일본의 학생들은 처음부터 의사를 목표로 해서 의학부에 들어간다. 하지만 미국에서는 기계공학이나 미술, 철학을 4년제에서 배운 다음 의학부에 간다는 사람이 드물지 않다. 과학자가 여러 전문 분야에 종사하는 멀티디서플러네리(multidisciplinary)가 점점 주류가 되어가고 있는 것이다. 다른 분야에서 경험을 쌓음으로써 시야가 넓어지고 새로운 발상이 생겨나는 법이다.

그 좋은 예가 청진기를 발명한 프랑스의 의사 르네 라에네크(René Laennec)다. 그는 플루트 연주자이기도 했기에 음악에 조예가 깊은 덕분에 음의 차이를 미세하게 듣고 구별할 수 있어서 심장 소리를 정확히 알아들을 수 있는 청진기를 개발했던 것이다(여기에는 여러 가지 설이 있다).

다행히 나는 다양한 분야에서 경험을 쌓을 수 있었다. 도호쿠 대학의 농학부 식량화학과에서는 식품의 기능 성분에 대해 배웠고, 미국 유학에서 단백질 화학 연구를 거쳐 대학원 종료 후 미생물학을 연구했다. 의학부에서는 20년 동안 감염증 연구에 더해 임상 그룹과 공동으로 혈관 조영*을 이용해서 내가 발명한 스만크스의 동맥 투여에 따른 간암 치료를 매주 연구했다. 이런 경험이 그 후의 항암제 연구와 개발에 커다란 양식이 되었다.

* 혈관에 카테터라는 가는 관을 넣고 그 관에 조영제라는 약을 흘려부내면서 X선 장치를 이용해 촬영한 뒤 혈관 형태나 혈액의 흐름을 조사하는 검사.

조영제를 동맥에 주사하면 약이 인간 체내에서 어떻게 움직이는지 X선 투시로 볼 수 있다. 투시를 시작하고 1, 2분은 혈관에서 암(종양) 속으로 약이 들어가지만 3분 후에는 약이 혈류를 타고 흘러가 암 조직에서 없어져 약이 암에 닿지 않는 것을 알 수 있다.

신약 개발을 하는 사람들은 시험관 속에 일어나는 작용을 보면서 약을 만든다. 그러나 임상시험에서는 약의 움직임을 보지 못하므로 약이 듣지 않는 이유를 알지 못한다. '암이 여기에 있다'라고 진단은 할 수 있어도 약이 병소부에 머무르지 않기 때문에 암에 효과가 없는 것이다.

나는 혈관 조영으로 약의 움직임을 관찰하면서 '약이 남으려면 어떻게 해야 할까?'를 생각했고, 약의 분자량을 키운다는 발상을 해냈다. 그리고 그 분자의 움직임에서 EPR 효과라고 명명한 중요한 현상을 발견할 수 있었다. 이것이 환자의 몸에 해를 끼치지 않고 효과를 발휘하는 세계 최초의 고분자형 항암제 스만크스의 개발로 이어졌다.

그리고 미생물학 연구에서는 인플루엔자에 감염된 쥐의 연구를 통해 쥐의 실제 사망원인이 활성산소라는 것을 밝혀낼 수 있었다.

지금까지의 연구 생활을 돌이켜보면 여러 학문 영역에 종사하고, 여러 분야의 사람들과 의견을 교환할 수 있었기에 새로운 발상을 할 수 있었고, 그 발상을 현실로 이루는 방법을 찾은 듯하다.

만병의 근원인 활성산소는 눈에 보이지 않는다. 그러나 나는 채소의 항산화 물질에 대해 조사해서 활성산소를 파악해 제거하는 채소수프를 발견했다. 이 수프를 먹으면 몸의 항산화력이 높아지고 암, 노화, 다양한 생활습관병을 예방하는 데 도움이 된다.

 눈에 보이지 않는 활성산소를 물리치는 방법으로 이 채소수프 책을 여러분에게 선보일 수 있는 것은 필자로서 더할 나위 없는 기쁨이다.

참고문헌

- 《활성산소와 채소의 힘》 마에다 히로시 저, 가나자와 분코 집필협력, 사이와이쇼보
- 《암 치료 혁명 부작용 없는 항암제의 탄생》 오쿠노 슈지 저, 분게이슈
- 《아오키 하치로 기념 예방의학 홍보 조성 사업단 역학·예방정보 제 10권》 미에대학 의학부 부속 병원 역학센터
- <Newton>2017년 10월호 뉴턴프레스
- 《노후와 간호를 극적으로 바꾸는 식사술》 가와구치 미키코 저, 쇼분샤

Boutique Mook No.1823 SAIKYOU NO YASAI SOUP KATSUYOU RECIPE TOKUSOUBAN
© HIROSHI MAEDA, YASUKO FURUSAWA 2025
Originally published in Japan in 2025 by Boutique-sha Inc., TOKYO
Korean translation rights arranged with Boutique-sha Inc., TOKYO,
through TOHAN CORPORATION, TOKYO and Imprima Korea Agency, SEOUL.

이 책의 한국어판 저작권은
TOHAN CORPORATION,TOKYO와 IMPRIMA KOREA AGENCY를 통해
Boutique-sha Inc., TOKYO와의 독점계약으로 문예춘추사에 있습니다.
저작권법에 의해 한국 내에서 보호를 받는 저작물이므로 무단전재와 무단복제를 금합니다.

최강의 야채수프 활용편

초판 1쇄 발행 2025년 9월 30일

지 은 이   마에다 히로시, 후루사와 야스코
옮 긴 이   정지영
펴 낸 이   한승수
펴 낸 곳   문예춘추사

편   집   구본영, 이상실
디 자 인   박소윤
마 케 팅   박건원, 김홍주

등록번호   제300-1994-16
등록일자   1994년 1월 24일

주   소   서울특별시 마포구 동교로 27길 53, 309호
전   화   02 338 0084
팩   스   02 338 0087
메   일   moonchusa@naver.com

I S B N   978-89-7604-742-7 13510

* 이 책에 대한 번역·출판·판매 등의 모든 권한은 문예춘추사에 있습니다.
  간단한 서평을 제외하고는 문예춘추사의 서면 허락 없이 이 책의 내용을
  인용·촬영·녹음·재편집하거나 전자문서 등으로 변환할 수 없습니다.
* 책값은 뒤표지에 있습니다.
* 잘못된 책은 구입처에서 교환해 드립니다.